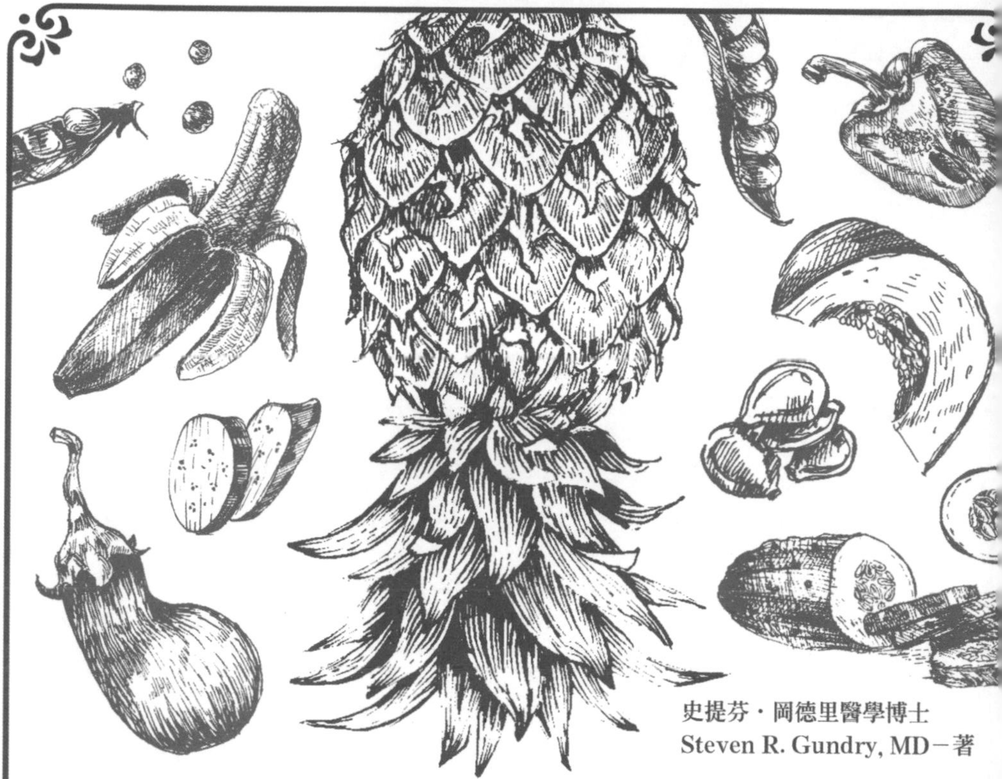

史提芬・岡德里醫學博士
Steven R. Gundry, MD－著

長壽的悖論

如何活得長壽健康又不老？

The Longevity Paradox

How to Die Young at a Ripe Old Age？

定時炸彈！

讓你變老又變胖！

文經社

目錄 Contents

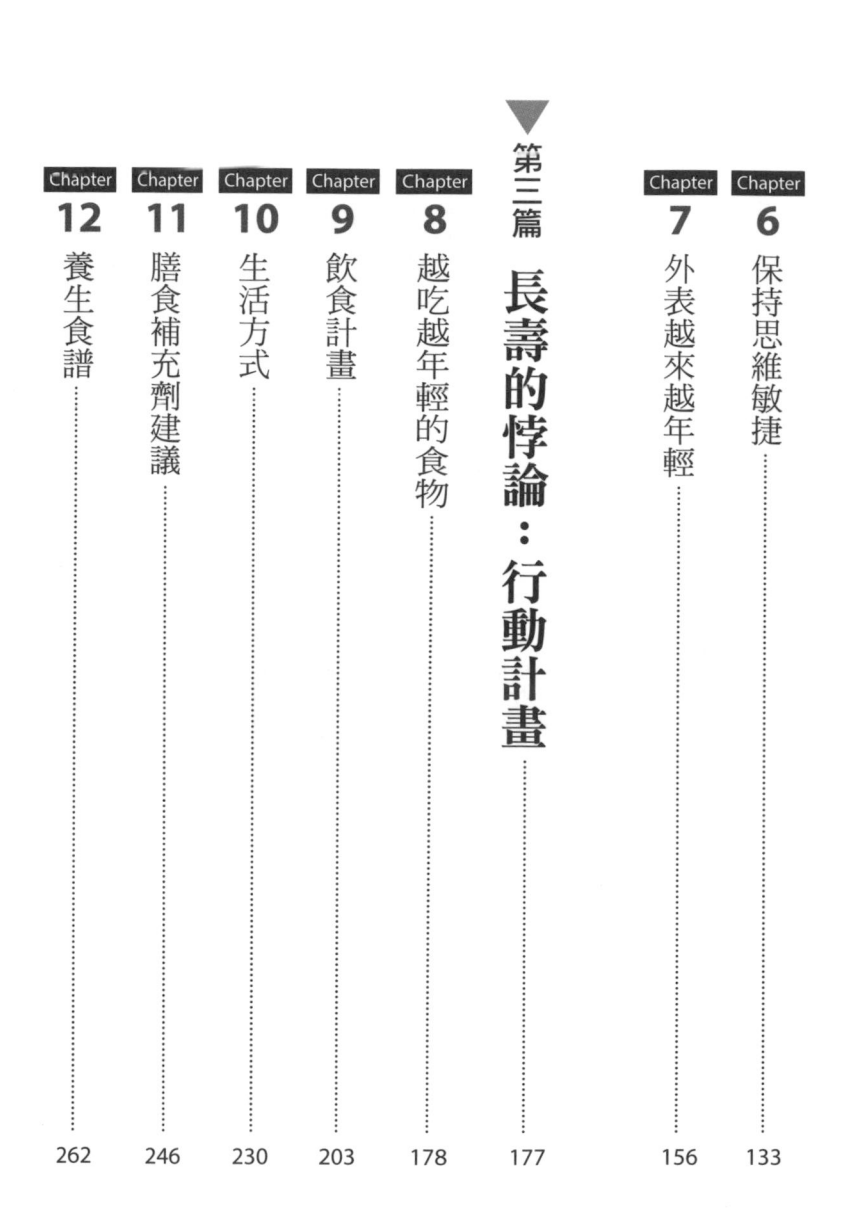

序言：這是一場測驗

在我寫這本書時，艾迪絲・莫瑞（Edith Morrey），也就是我之前所有著作中出現的「蜜雪兒」，在一〇六歲生日的前兩週，迅速而平靜地離世。認識艾迪絲，是我從加州羅馬林達大學（Loma Linda University）搬到棕櫚泉（Palm Springs）執業後不久。她走進診間時，我看到了一名瘦高、挺直的美麗婦人，她衣著入時，有著一頭漂亮的頭髮。在我看來，她大約六十五歲，不過我很快地瞄了一眼病歷以後，我的手不禁顫抖了起來。別說六十五、七十五、甚至八十五歲，她已經九十多歲了！這位女士腳著三吋的高跟鞋站在我面前，看起來年輕得嚇死人，不過她的病歷確實顯露她已經有些年紀了。

加州羅馬林達是世界上最著名的「藍色寶地」（Blue Zones），我在那裡認識了許多健康的百歲人瑞。儘管如此，我還是沒料到會遇上艾迪絲這樣的人。她的例子說明了一個看似矛盾的現象：有著非常年輕且活力十足的體態，實際上卻年紀一大把。

艾迪絲告訴我，她最近曾去聽我的演講，我使她想起了七十多年前才二十歲的她，聽過有關營養的演講。當年的講者是營養學家蓋耶羅德・豪瑟（Gayelord Hauser），從那之後她就將豪瑟所言奉為圭臬。她買下豪瑟的每一本書，細細閱讀，採納他的飲食計畫，甚至她的丈夫們（她結婚兩次，當了兩次寡婦，其中一位還是醫生）說她瘋了的時候，都還是堅持到底。她一輩子堅持按照豪瑟的建議行事，在我認識她時，她仍然活力十足。

我真的是運氣好，才能認識她。我問了她很多問題，想知道她到底從豪瑟那裡學到什麼，以及這麼多年來，她又是如何保持健康與活力的。雖然我到她過世的那天一直是她的醫生，我可以肯定地說，我從她那裡學到的，比她從我身上獲得的還多。她讓我看見了我想像中的**長壽悖論——一個人能青春活到老的能力**——我們所有人都確實有這種可能性。

隨著我對艾迪絲的營養實踐越來越了解，我也一頭栽入長壽的研究，發現了另一個界定老化的悖論：實際上，**非人類的古老基因具有讓我們保持年輕的能力**。這怎麼可能呢？請你繫好安全帶，我們即將開啟一場冒險了。

我在《植物的逆襲》一書中，曾請你跳上一台想像的時光機，和我一起回到四億五千萬年前，那時植物還是地球上唯一的生命形式。它們統治這片土地約九千萬年，直到昆蟲出現開始以植物為食。植物在那段時期並不容易，不過它們不會不戰而敗。植物是神奇的生物，能將陽光轉化為物質，這是一項我們未能掌握的技能。它們不會讓數百萬小型掠食動物的突然出現，阻礙自身的生長與繁殖，因此它們發展出複雜的防禦機制來保護自己。這些防禦機制包括：能夠讓掠食動物中毒、麻痺或落入誘捕陷阱的化合物，以及其他能讓掠食動物生病或失去方向感的物質。我曾在《植物的逆襲》一書中說過，今日人類面臨的許多健康危機，都是我們在無意中吃進那些植物化合物所導致的結果。（如果你還沒有讀過那本書，也別擔心，那並不是閱讀和理解本書的先決條件。）

現在，讓我們一起跳入另一台時光機，回到植物都還不存在的更遠古的時期：大約三〇億年前。

我們會發現自己身處一個巨大空曠的空間裡，那裡只有細菌和其他不需要依靠氧氣就能生長和分裂的單細胞生物。儘管很難讓人相信，事實上，氧氣對這些單細胞生物來說，往往是致命的。這些生物可以在我們認為是有毒的硫化氫氣體中繁衍生長。然而，就在那時候，大氣層裡正在發生重要的變化——氧氣含量正在上升。這些細菌在厭氧環境（沒有氧氣）中演化出現，對它們來說，氧氣是致命的，而整個世界突然成了非常危險的地方。

就像所有生物一樣，這些歸類在「原核生物」的細菌，同樣也有生存和將DNA遺傳物質傳遞下去的本能，因此它們想出了非常聰明的對策，在這個充滿敵意的新環境中保護自己。它們進入其他單細胞生物體內，做了將會戲劇化改變地球生命進程的交易。為了獲取食物與安穩受保護的住所，細菌會給宿主細胞提供額外的能量，來維繫宿主的功能與生存。這樣的安排導致更高階的細胞，也就是「真核細胞」的出現，這些真核細胞構成了：藻類、真菌、植物，以及所有動物的細胞，包括你我在內。

現在讓我們回到時光機中，快轉到二十一世紀。如果我告訴你，這些被吞噬的細菌至今仍然存在於你的細胞中呢？俗話說，現實往往比虛構更離奇。這些被吞噬的細菌稱為「粒線體」，它們的工作是利用你呼吸的氧氣和你吃下的卡路里，為你體內的所有細胞製造能量。然而，在數十億年前，並不是每種類型的細菌都和單細胞生物達成同樣的交易。那麼，其他細菌怎麼了？當細胞中的細菌製造能量，讓細胞演化成越來越複雜的生物時，大氣層中的氧含量也持續上升中。剩餘的細菌移居動物的結腸中，以逃離致命的氧氣，結腸的環境與它們數十億年來賴以生存的厭氧環境相似。

如果細菌真的創造了包括人類在內的動物，這樣它們就可以避開氧氣，安全地生活在地球上，這樣的說法是不是太離譜了？說到「太離譜」，假使我告訴你，**你腸道中的細菌與它們的近親——你身體細胞內的粒線體——保持著密切的聯繫**，以便藉此了解「另一邊」的狀況，又該怎麼說呢？

那麼，你可能會自問，這和長壽又有什麼關係？一句話，全都有關係。因為作為細菌之家的你，在你身上會發生什麼，取決於它們發生了什麼。你一開始也許很難接受，自己的命運掌握於生活在你體內、身上和周圍的數萬億細菌之手。事情是這樣的：你並不是你所想的那樣。真正的你，或者更準確地說，包括那些細菌以及你所熟悉的「你」，只是整體的一小部分。事實上，你身上的細胞有90%根本不是人類細胞，而是生活在你身上和體內的細菌、病毒、真菌與蠕蟲，它們通常統稱為「微生物群系（microbiome）」，如果你讀過《植物的逆襲》，它們就是書中所指的「全息生物群系（holobiome）」。

因此，你的壽命與這些古老生物的命運反常地連繫在一起，這些古老的生物有能力幫助你保持年輕。這一切都要追溯到細菌的生存與傳遞DNA的需求。你的身體本質上就是那些微生物群系的公寓，不過我還是比較喜歡用「菌」來稱呼這些微生物。你就是它們的家。你很快會知道，如果你能為它們提供一個良好且舒適的家，它們將會是很好的房客。它們會維持公共設施的高效運行，讓管線保持暢通，甚至也能讓外部油漆看來光鮮亮麗。另一方面，如果你餵養食物給它們，它們並不會大量繁衍，也不會讓未經允許的外來者搬進來，接管它們的地盤，讓基礎腐爛，它們只會放棄這些資源，讓你其餘的部分和它們一起腐爛。**我們和這些菌一直以來都是共生關係，未來也將持續下去，換句話說：它們的健康有賴於你，反之亦然**。從長遠來看，你照顧它們，它們也會照顧你。

我們人類由90%的外來細胞所組成，當然同樣也包括了許多外來基因。無論你信或不信，構成「你」的基因中，有99%是細菌、病毒與原生動物（原蟲）的基因，根本不是人類基因。人類實際上擁有的基因非常少，而我們所擁有的基因與我們的靈長類表親黑猩猩（chimps）和大猩猩（gorillas）的幾乎完全相同。你讀這篇文章時吃的爆米花（這是個測驗：讀過《植物的逆襲》以後應該都不敢吃玉米了吧？）可是具有三萬兩千個基因，而你的不過區區二萬個。這怎麼可能呢？玉米的基因會比人類還多？我們人類可比一株蠢植物複雜得多了！那好，說是玉米打敗我們好了，但我們的基因數肯定是所有動物中最多的，對吧？錯了！水蚤才是基因數最多的動物，有三萬一千個，只比玉米少了一點。

如果我們人類的基因如此之少，我們又怎會變得如此複雜？是什麼原因讓人類不同於其他動物？簡言之，就是「細菌」。當人類演化的時候，我們的細菌也隨之改變，而正是細菌造就了我們人類，並非基因。這聽來也許很嚇人，不過在我們身上發生的大部分事情，以及未來還會繼續發生的事情，都取決於我們的腸道、口腔與皮膚上的細菌狀態。所以，讓我們先放下那少數的1%，以更密切的態度關注組成你的另外99%的基因。

我們無法完全控制自己身體的想法，可能會讓你有點不舒服。不過情況恰恰相反，**只要我們學會如何成為微生物的好宿主，我們就能相當程度地控制自己老化的程度與壽命長短。你的命運並非取決於你的基因，而是與你身上的微生物群系有關**，而且你每天對於食物與個人護理產品的許多決定，都會影響到這些微生物在它們的家中是快樂或不快樂。雖然有違常理，但記住：無論你父母或祖父母身上發生了什麼，你的家系根源或基因組檢測結果，對於你的命運和壽命的貢獻其實非常非常地小。你的命運更多是牽制於生活在你體內和身上的數萬億微生物。

那些微生物在它們的公寓裡做了很大的投資，它們想讓公寓長時間保持良好的狀態。它們的存活全仰賴於你，你的生存也仰賴它們。我們從無菌老鼠（這些老鼠出生時不會接觸到那些寄宿其腸道的細菌）的實驗得知，相比帶有常態細菌的老鼠，無菌老鼠的壽命更短，且更容易感染疾病。因為失去了這些細菌的交流，牠們的免疫系統也就無法正常發育。你體內的微生物（我喜歡稱之為「腸友」）是可以幫助你的。唯有把你的命運交給它們，也就是另一個你，隱藏在裡面的那個你，你才能掌握自己的健康，讓自己更長壽。

在接下來的章節中，我會提供一個照顧並餵養這些腸友的完全指南。事實上，我會給你一個名副其實的谷歌地圖旅行，帶領你參觀一整個全息生物群系的社區全貌。不過問題是，就像所有的社區一樣，裡面也有壞蛋。如果你一直遵循著標準的西方飲食與生活方式，那麼這些壞蛋很有可能已經接管這個社區。壞傢伙打破分隔你和其他居民之間所有重要的腸道邊界，把自身的需求擺在第一位，劫持供給管路，剝奪你身體細胞的營養和關鍵情報，讓一切無法順利運轉。而你可憐的腸友們，因為那些潛伏在街上的危險，早就躲起來了。

不過，好消息是：如果你讓壞蛋挨餓，將救生索丟給好腸友，那麼這些腸友就會再度出現，鞏固邊界，振興鄰里。更重要的是，那些好菌也會開始要求你，提供更多促成它們抵禦成功的必需用品。

你的腸道細菌不只很大程度上，看管你的健康及如何變老，它們還影響著你的行為。二〇一七年進行人類微生物群系繪製時，我們發現像人類這種基因比植物和跳蚤來得少的複雜動物，已經將他們的大部分資訊處理，上傳到所謂的「細菌雲」裡，這個細菌雲對我們的命運與健康，具有非常強大的計算能力。你的微生物群系擁有非常多的基因，而且分裂與繁殖的速度驚人，所以有著非常巨大的力量可以告訴「你」——你的免疫系統，以及細胞內的細胞器，外在世界發生了什麼。雖然細菌的基因組只有人類細胞基因組的十分之一，但美國國立衛生院（National Institutes of Health）的研究人員最近發現，微生物群系為人類身體貢獻了八百萬個獨特的基因。也就是說，在你我體內的細菌基因是人類基因的三六〇倍之多！由於細菌複製（分裂）的速度非常快，還擁有那麼高的基因「計算能力」，我們的腸友幾乎能夠即時處理和交流資訊，甚至影響我們的思維與行動。

這些年來，每當我那些吃垃圾食物上癮，或愛吃肉和馬鈴薯的患者，在開始進行「長壽悖論計畫」兩個月以後，回來看我，告訴我他們開始渴望沙拉和其他綠色蔬菜時，總會讓我感到滿足，也有點莞爾。他們對自己的行為感到震驚，他們正被一組新的微生物遙控，他們的腸友正在傳達清楚的訊息：要好好照顧它們的家園。你會在這本書裡不停地看到這個原則的運行：**提供腸友它們想要的，它們會回報你的幫助**。最重要的是，造成你對垃圾食物極度渴望的壞蛋，將會離開公寓，再也不會折磨你。

現在，也許你會想，如果人類的壽命比以往都長，也來得更健康，壞蛋又怎麼會取代好腸友的位置呢？先別想這麼快。我們很快會講到有關老化的許多誤解，最重要的是，我們在長壽這個層面，做得比以往任何時候都要好。是的，在過去五十年中，人類的平均預期壽命增加了。一九六〇年，美國男性的平均壽命為六六點四歲；到二〇一三年，平均壽命已經增加了整整十歲。就女性而言，這個數字分別是七三點一歲與八一點一歲。然而，壽命的延長大多可歸咎於人類發明了疫苗、抗生素與優良的衛生系統，克服了平均壽命縮短的主要原因，也就是特別容易影響幼兒生命的傳染病。但，也許我們正往現代進步所能達到的目標的盡頭走去。在過去三年，人類的平均預期壽命下降了！但是別忘了，人類自有史以來一直都有人瑞。我最喜歡的一個紀錄案例就是路易吉・柯納羅（Luigi Cornaro），他寫的《如何活一百歲》（How to Live 100 Years）或《論樸實生活》（Discourses on the Sober Life）記錄了他在十五世紀與十六世紀期間一〇二年的生活！

現在，我們開始看到逐漸下降的生命年限與大幅度減少的健康年限，也就是說，人們能夠維持完整身體功能的時間長度減少了。大多數人的健康在五十歲時開始衰退。不過，我們也變得非常能運用各種醫療技術、藥物與治療方式來延長自己的壽命。所以，我們活得更久，但活得並不好。親愛的讀者，這是另一個老化的悖論，可能也是你拾起這本書的原因。這個悖論早已變得非常普遍，以至於許多人都假設，我們的下半輩子注定要在一種持續衰退的狀態中渡過。我們認為服用幾種處方藥、接受侵入性手術、置換關節等都是正常的。在許多情況下，我們甚至會提早計畫：在還能夠爬樓梯時，將臥室搬到住家的一樓，作為預防措施，好像爬樓梯這件事有個截止期限一樣！

作為一名心臟外科醫師，我盡了職責，延續成千上萬人的壽命。我曾幫助這麼多人活得更久，這點讓我感到自豪。不過，當我得知自己過去學到許多有關健康與長壽的知識，其實是錯的，就毅然辭去了羅馬林達大學醫學院心胸外科教授和主任的工作。

過去十九年間，我一直用營養療法與傳統藥物相結合的方式來治療病人，並且一次又一次地看到令人難以置信的結果。當病人能正確地對待他們的腸友時，他們就能顯著地延長壽命。我的病人和讀者都知道，我看過很多戲劇性的疾病逆轉，那些都是許多醫師認定是不可逆轉的狀況。但是，病人身上的改變，我們都可以透過複雜的血液檢驗，以及病人本身的感受與親眼所見來驗證。許多改變都直接與我們為腸友而做的改變有關。

綜合我在病人身上觀察到的結果、我對於近期關於腸道微生物群系的大量研究分析，以及自己對世界上最長壽社群的研究。我現在很肯定：你的腸友在很大程度上，影響你的壽命和生活品質。在病人的協助下，我制定了一個計畫，藉此把腸道中的壞蛋趕走，讓好的腸友感到安全快樂，促使它們徹底恢復它們生活的社區。

「長壽悖論計畫」的部分元素可能讓你感到很熟悉，例如：吃大量蔬菜，適度的運動與睡眠。不過，也有一些全新的概念，例如：誘導你的身體認為全年都是冬天，藉此刺激幹細胞；並拉長用餐時間的間距，以便在晚上「清洗」你的大腦。這些策略幫助我的病人降低血壓與膽固醇指標（Cholesterol markers），顯著減少關節炎與其他關節問題的症狀，解決多發性硬化症、狼瘡與其他自體免疫疾病，改善心臟健康，並減緩或逆轉癌症及失智的進程，更不用說減重與讓外表看來年輕幾十歲！而他們都是在不用挨餓、不用採取極端飲食、不用計算卡路里或長時間運動的前提下，達到這樣的成果。

無論你幾歲了、覺得自己有多老，或是你現在有多健康或疾病纏身，都沒有關係。這就如許多受歡迎的住家改造節目一樣，只要負責執行工作的人能拿到合適的材料，而且想要完成工作，裝修工作很快就會發生。如果你按照我的計畫，在短短幾章內，你就會擁有更多的腸友，減少擅自佔用的壞蛋，你也會看到、感受到精神上的差異，身上因為老化造成的症狀，以及其規模也會減少。

所以，讓我們開始改造你的身體，讓它成為市場上最適合你腸友的高級套房。它們一定會感謝你，帶給你健康長壽。

第一篇

老化的迷思

在我們正式進入主題，了解怎麼照顧你的腸友之前，讓我們先仔細看看它們在你體內的運作方式，以及它們為什麼是讓你健康長壽的關鍵因子。在這個過程中，我們將澄清一些有關老化方式與原因的混淆、錯誤資訊與徹頭徹尾的謊言。

每當涉及你的腸友時，你有兩個優先考量：首先，得讓腸友開心，讓它們願意留下，把自己的家園照顧好，並且讓壞菌不高興，讓它們永遠逃離這個地方；如此，你的腸道裡才能有理想的好菌數量與多樣性，照顧你一輩子健健康康。其次，擁有強壯的腸壁同樣重要，我和其他研究人員將腸壁稱為邊界或黏膜屏障，這層屏障可以讓你的腸友待在它們應該待的地方（也就是腸道），保護你免於外來侵略者的攻擊，也避免自己被誤認成侵略者。強壯且不可穿透的屏障，是避免許多「正常」老化疾病的關鍵。

讓我們從你的腸道細菌開始，先了解它們是什麼，它們能做什麼，以及它們為什麼在長壽悖論中扮演這麼重要的角色。

Chapter 1

古老的基因控制你的命運

我一直認為自已變老的方式應該和父親差不多。隨著年齡增長，他變得越來越胖，患有心臟病，以及其他被認為和老化相關的併發症，例如：關節僵硬、行動不便與肌肉量減少等。曾有段時間，我幾乎和他有差不多的毛病。多年來，我的體重過重，跟父親一樣每天都為偏頭痛所苦，而且關節炎嚴重到我不得不在跑步時戴上護膝。儘管如此，我每週還是會跑上四十八公里，每天會去健身房一個小時，也吃著我過去學到所謂的健康飲食。我自認為每件事都做對了，因此將自己的健康不佳且快速老化的狀況，歸咎於基因不好。我研判，由於我和父親有著相同的基因，所以註定會和他一樣變得又肥又病。

坦白說，我大錯特錯。不過，值得慶幸的是，我在我們兩人都還活著時就想通了。

當然，我和父親有些共通點，尤其我們都面臨許多健康問題。不過，從那時起，我了解到我們都有這些健康問題的原因，並不是因為我們有相同的基因，而是因為我們有類似的習慣，生活在類似的環境中，而這些習慣與環境都會以非常類似的方式，形塑出我們人類這種全息生物群（全息生物群系的概念，是將生活在人類體內、皮膚，甚至個體周圍的數兆個微生物都包括在個體的概念之內）。**讓我們迅速老化的原因，是這些全息生物群與它們的基因，並不是人類的基因**。

這可能讓人難以置信，但近期研究顯示，這種現象非常真實。有一項發表於二〇一八年科學期刊《自然》（Nature）的統計分析顯示，人類腸道微生物群落（生活在人類腸道的全息生物群）的組成，會受到許多因素的影響，「寄主遺傳」對於你健康與壽命長短的影響相對較小。也就是說，你的基因與你的命運並沒有太大的關聯。因此，當一位新患者向我描述他的家族病史時，我知道自己實際上聽到的是他家人飲食習慣與生活型態的總結。事實上，沒有血緣關係但生活在一起的人，其腸道微生物群落有著驚人的相似性。

更具說服力的是，在《自然》發表的這項分析中，個體腸道細菌的組成比遺傳更能預測許多健康問題（包括血糖與肥胖等在內）。換言之，你和室友或配偶患有相同疾病的可能性，比和親生父母患有相同疾病的可能性來得高，而且這並不是因為運氣或巧合，而是因為你們腸道細菌組成類似的緣故。

這些腸道細菌造成的影響，不只顯示在少數的健康問題上，還直接影響身體各部位，從皮膚到荷爾蒙、再到細胞能量等的健康與壽命，並相當程度上決定你的健康狀態和壽命長短。

華美協進社（China Institute）近期的一個研究，搜集並分析了一千多名年齡介於三至一百多歲間健康華裔參與者的腸道細菌。研究結果顯示，對於百歲以上的人瑞而言，健康的腸道是一個關鍵指標。那些年齡上百的研究參與者，他們體內的腸友，與三十歲的參與者的腸友非常類似。百歲老人有三十歲年輕人的腸道微生物，多不可思議呀！

同時，二〇一七年一項突破性研究初次精準確定了在一〇五至一〇九歲健康人瑞身上，大量存在的特定細菌類型（瘤胃球菌科、毛螺菌科與擬桿菌科），這些細菌通常會隨著年齡的增長而大量減少。這些特定的細菌家族，能在人類衰老過程中支持健康，不過大部分人都會隨著年齡增長而失去它們。然而，活到一〇五歲的人瑞卻能保有這些幫助他們保持年輕的特定腸友。

還是無法相信你的腸友在決定你能活多好與活多久上扮演關鍵角色嗎？

試想看看，當研究人員從肥胖老鼠的身上取得糞便，再將糞便餵給瘦小的老鼠時，神奇的事情發生了：瘦老鼠也變胖了。反過來的結果也是一樣的：把瘦老鼠的糞便餵給胖老鼠，胖老鼠就會變瘦。需要人類的例子嗎？在一九三〇年代的一項研究，患有嚴重抑鬱症的精神病患者先是被清腸，之後給予他們加入非抑鬱症患者的糞便的灌腸劑，結果顯示患者的情緒有明顯的改善。

一九七〇年代，我在喬治亞醫學院就學時，許多服用當時被視為新型藥物「廣效抗生素」的病人，都患上了一種稱為「困難梭狀芽孢桿菌結腸炎」的嚴重感染。我們現在知道這並非巧合；廣效抗生素會消滅患者體內的腸道細菌，讓病人的結腸容易受感染。但，真正令人驚奇的是，這些病人有許多都是用健康的醫學院學生的糞便，所製作的灌腸劑而治癒的。那時，我們並不知道患者恢復健康的原因，是因為我們糞便中的腸友，將那些過度繁殖的壞菌（困難梭狀芽孢桿菌）趕跑的緣故。

所以說，適當的腸友可以讓你變得更瘦更快樂，甚至治癒會致命的疾病。那麼，重新恢復年輕時的微生物群落，真的會讓你變得更年輕嗎？看起來確實如此。然而，到底該怎麼做呢？為了找到答案，先讓我們來看看你的腸友到底在做什麼。

忙碌的腸友

你有所不知，人體內的微生物群落的居民日夜都很忙。它們全天候地參與你體內免疫系統、神經系統與內分泌系統（荷爾蒙）調節的主要層面。不過，它們最重要的工作也許是支持你的消化系統——它們會消化你吃下的食物，並製造維生素、礦物質、多酚、激素與蛋白質，將其輸送到體內有需要的地方。

多年來，我們不知道微生物群落對於消化的重要性，更別說它們會製造維生素與激素。現在我們知道，如果腸道中的細菌無法處理你所吃下的食物，無論這食物對你有多好，你都無法從其中獲得營養或信息，這個情形適用於所有動物。即使白蟻也無法「吃」木頭；在白蟻腸道的細菌才是消化木頭，將木頭轉化成可吸收化合物的主角。沒有這些細菌，白蟻無論把你家吃掉多少，都會挨餓。就如二〇一六年一項飲食對壽命影響的研究得到的結論：「**營養吸收取決於你的微生物群落**。」

我執業時，曾看過許多患者在來找我前，有缺乏維生素、礦物質和蛋白質的情形——這並不是因為他們沒吃這些東西，而是因為他們的微生物群落無法製造或吸收這些東西。當我們趕走壞菌，激勵這些病人的腸友讓社區重新復甦時，這些缺乏症狀就消失了。你可以這樣想：吃什麼就像什麼的說法並不正確，應該是**你的腸友消化什麼，你就變成什麼樣子**。它們只能消化特定食物，而且都是些經過演化後，它們能夠辨識並為你加工的東西。在長壽悖論計畫中，你將開始為你的腸友而不是為了自己進食，同時它們也會相當程度地回報你的恩惠。

我有幸認識二十世紀最偉大的長壽大師傑克·拉蘭內（Jack LaLanne），他在過去經常給我飲食方面的建議：「東西如果好吃，就吐出來吧！」他當時並不知道這句話的真正意涵應是：「為它們吃飯，而不是為自己！」不過，請你放寬心，我向你保證，你為它們吃下的東西，對你來說也是好吃的食物。

你的腸友同時還有許多其他的工作。它們得控制酵母菌或念珠菌（這是每個腸道都會出現的正常居民），讓其他有害微生物不要過度繁殖。它們也得充當保鑣，看管通往腸道的大門，並教育你的免疫系統哪些食物和物質是有益的，得開門讓它們進來；同時，知道哪些東西可能會對你造成傷害，應該禁止進入。由於現代人的飲食變得越來越複雜，這個管控工作也變得更加費力。

你的腸友也會製造許多重要激素的前驅物，並與體內的其他細胞交流它們在腸道的生活。它們到底是怎麼做到的？除了其他管道外，它們還會直接向你的粒線體發送信號！在長遠的古代，那些精明的傢伙跳進我們的細胞裡，尋求更好的生活環境與保護，並以製造人體細胞所需的所有能量的重要任務作為交換。事實上，我深信在大部分有關長壽的討論中，它們代表著缺失的環節。

菌種的姐妹情

除了都是從古代細菌演化而來的之外，你的腸友與粒線體有很多共同點。腸友會消化你吃下的食物，而粒線體會分解（或「消化」）營養物質以產生能量。你可以將粒線體的這個功能，想像成細胞的消化系統。細菌的後代控制著這兩種類型的「消化」，這是巧合嗎？我並不這麼認為。

你從母親身上繼承了你的腸友和粒線體。提醒一下，粒線體是住在你細胞裡，被細胞吞噬的細菌。粒線體有自己的DNA（基因），這些DNA實際上與細胞核中的其他DNA是分開的。所有的粒線體DNA都是經由女性卵子傳遞給下一代。因此，所有的粒線體與它們的DNA都來自女性。同樣地，**你腸道裡的微生物群落，也是母親在生產時傳給你的，你經由產道來到這個**

世界時，會在母親的陰道裡接觸到她的細菌。

這個巧妙的系統，在你母親第一次哺乳時，又更進一步產生作用。讓人驚訝的是，母乳裡含有叫作「寡醣」（Oligosaccharides）與「半乳寡醣」（Galactooligosaccharides）的特殊糖分子，你無法消化它們，但它們正是你的腸友最喜歡的食物。換言之，你的母親其實正在同時餵養兩個嬰兒：你和你身上的微生物群落；她得讓你們兩個都有一個好的開始。

因此，我喜歡把同樣都是從母親身上繼承而來的腸友和粒線體視為姐妹。就如所有感情好的姐妹一樣，它們經常交談。你的腸友會向它們的粒線體姐妹報告它們公寓裡發生的事情，粒線體則會針對這些訊息作出反應。除了替你的細胞製造能量之外，粒線體還負責細胞的訊息傳遞、分化（特定細胞應該變成什麼樣的細胞）、細胞死亡與生長。也就是說，粒線體會決定一個細胞是否應該快速生長、緩慢生長，或是根本不生長。後面講到癌症細胞時，我們會再回頭來講講這部分。

也就是說，粒線體在人類老化過程中，扮演著至關重要的角色。在伯明罕阿拉巴馬大學進行的一項研究中，研究人員誘發小鼠染色體突變，導致粒線體功能障礙，這些小鼠在幾週內皮膚就出現大量皺紋，且大量掉毛。直到粒線體功能恢復後，小鼠光滑的皮膚與厚重的皮毛就恢復了。此外，新研究顯示，粒線體損傷在很大程度上，取決於粒線體從腸道的姐妹身上接收到的訊息。

你可能會納悶這些訊息是怎麼傳送的。我個人喜歡開玩笑地將它們稱為「簡訊」，不過它們實際上是荷爾蒙與化學訊號。我們的細胞核負責所有的細胞通訊；不過，如果你把細胞核從細胞中取出，這個細胞還是可以正常運作，在沒有控制中心的情況下，還是可以對訊息作出反應。這是因為訊息交流實際發生在細胞膜或粒線體膜上，而不是在細胞核裡。你的腸友會製作類激素物質與脂肪酸，它們會進入血液或淋巴循環，然後附著在其他細胞的細胞膜或粒線體膜上交換訊息。

觀察簡單的生物如：蠕蟲，可以幫助我們找到這個溝通系統的證據。秀麗隱桿線蟲（C. elegans）是一種通過時間考驗的長壽模型，這種線蟲的原始腸道表現地就跟人類的腸道一樣。一項於二〇一七年的研究探討了一種名叫莢膜異多醣酸（Polysaccharide colanic acid）的特定化合物的作用，這種化合物是由線蟲的腸道細菌產生的。獲得莢膜異多醣酸補給的線蟲，比沒有得到化合物補給的對照組活得更久。這怎麼可能？這是因為線蟲體內其他細胞的粒線體，會對來自莢膜異多醣酸的訊號作出反應。額外的莢膜異多醣酸促進粒線體分裂，也就是說，現有的粒線體會一分為二，以製造更多的能量。這個研究顯示，細菌微生物群落的組成可能影響宿主身體的老化進程。

人類的腸友也有非常類似的過程。當我們的粒線體從腸道的姐妹處接收到訊息，它們也會以增加粒線體數目，並改善其功能的方式來回應。這個過程稱為「興奮效應」（Hormesis），我們可以用尼采的名言：「**凡是不能毀滅你的會讓你更強壯**。」來總結。稍後，你會進一步了解興奮效應訊號（Hormetic signals）的活化。這就是為什麼長壽悖論計畫的主要步驟之一，是要培養能夠將長壽訊息傳遞給姐妹細菌。粒線體的反應會是在提高工作效率的同時，也讓自己變得更強壯，產生更多能量。

你的腸友真的會影響到你健康的每個層面。如果它們對於你善待它們感到滿意，就會製造讓人愉悅的荷爾蒙，例如：血清素，將這個訊息傳遞給它們的姐妹，繼而傳給你。它們甚至會保護你的動脈不受傷害。如果它們出於任何原因而感到飢餓或有壓力，也會發出警報。這些姐妹們能夠天衣無縫地合作。

儘管如此，如果你做了一些事情，把腸友趕走，或是讓太多壞菌進入，這一切都會改變。這些壞菌並不會像你的腸友一樣照顧它們的家，也沒有興趣照顧你。它們只會為自己而活，而且壞菌會劫持你的腸友和它們姐妹之間的通訊系統，藉此滿足自己的需求。這會讓你對它們需要的食物，包括：糖、脂肪、速食和垃圾食物等產生渴望，進而讓你身體過重、發炎、生病、感到疲憊，且更容易罹患心臟病、自體免疫疾病、肌肉骨骼問題、老年癡呆症，甚至癌症。同時，這些壞菌對於你因此受到的傷害也會袖手旁觀，完全不會保護你。認真地說，它們只會火上添油，直到把自己所生存的社區摧毀為止。

▼想要長生不老？向裸鼴鼠（Naked Mole Rat）看齊吧！

裸鼴鼠之所以引起科學界的關注，在於牠們極端甚至令人困惑的長壽。這些又小又醜的無毛囓齒動物，似乎不會因為年老而死亡。當然，裸鼴鼠並非長生不老，不過裸鼴鼠的死亡是隨機的，並非基於年齡多寡。表面上看來，牠們的長壽令人費解，而且非常奇怪。事實上，裸鼴鼠身上有很多怪事發生。牠們可以在沒有氧氣的情況下存活十八分鐘之久、幾乎不會得癌症，而且壽命是其他體型大小類似的囓齒動物的十至十五倍。

我那些長壽研究的同仁正緊追著裸鼴鼠不放，試圖揭開牠們的祕密。牠們到底是如何對抗老化過程？現在，有許多人相信，答案在於牠們吃了什麼。更準確地說，牠們餵食牠們的腸友什麼東西。這些囓齒動物生活在龐大的地下隧道裡，主食是極難消化的植物根與塊莖。牠們的微生物群落會幫助牠們消化，並在消化過程中製造能夠延長其壽命的化合物，讓牠們活得比那些吃穀物的短命表親長久。

這些化合物裡有硫化氫。（**還記得那些古老的細菌不是靠氧氣而是靠硫化氫生存嗎？你的粒線體也可以做到這一點！**）這也許可以解釋為什麼裸鼴鼠能在沒有氧氣的情況下存活十八分鐘——牠們用硫化氫做為體內粒線體的燃料。那麼，牠們從哪裡獲得硫化氫呢？從牠們吃的所有塊莖、洋蔥大蒜類的鱗莖、根，以及土壤中的真菌。就能夠促進長壽的化合物來說，真菌是絕佳的來源。我們稍候會完整地探討這些傢伙。

最後，裸鼴鼠體內玻尿酸的含量非常高，一般認為這可以讓牠們的身體在地下隧道中靈活地活動。那麼，牠們從哪裡得到玻尿酸？答案又是塊莖。事實上，世界上有許多人瑞都會從以地瓜與芋頭為主的飲食攝取大量玻尿酸。

這種飲食方式對長壽的影響，反應在裸鼴鼠的微生物群落中。二〇一七年，一群來自義大利、德國與衣索比亞的研究人員研究了裸鼴鼠的糞便，將牠們的腸道細菌組成與多樣性，和人類及其他嚙齒動物相比。他們發現，裸鼴鼠的微生物群落多樣性與人類差不多，而且明顯比野生老鼠的微生物群落更多元。這解釋了為什麼裸鼴鼠比其他類似體型的嚙齒動物來得長壽：因為牠們的腸道微生物群落貼近那些壽命更長的動物。然而，對你我來說更有趣的是，裸鼴鼠是唯一會吃塊莖與根的嚙齒動物，而塊莖和根是腸友最重要的食物來源之一。你應該可以看到整個發展方向，對吧？

同樣值得注意的是，研究中的裸鼴鼠體內有一個特定的細菌家族〔艱難桿菌科（Mogibacteriaceae）〕，而這些細菌同樣也出現在超過一〇五歲的人瑞身上。非常老的裸鼴鼠與人瑞，具有相同種的腸道細菌！巧合嗎？並不是！想要更多「巧合」嗎？裸鼴鼠的新陳代謝率非常低，在乾旱或饑荒時，牠們的代謝率還會額外下降25%。這是牠們長壽的另一個關鍵，你將在進行長壽悖論計畫時學著複製這一項功能。

腸道細菌的演化

不過，在我們阻止這些壞菌之前，讓我們先看看它們是如何，又為什麼要佔領我們的身體。要說明這一點，我們又得跳上時光機，回到更近一點的四千萬年前。這也許讓人難以相信，在那個時期，人類生活在樹上。並以樹葉和雙子葉植物及它們的果實為食。當時，另一類動物是草食動物，牠們吃單子葉植物為生。因此，我們會對大部分飲食中的植物化合物，產生獨特的耐受力，例如：青草及它們的種子。人類腸道與腸道微生物的演化，和草食動物非常不同，其中包括一種被稱為「凝集素」的蛋白質在內。換言之，草食動物的微生物群落經過演化以後，能夠消化單子葉植物的凝集素與其他物質。而食葉動物在演化之後，則能消化雙子葉植物的凝集素與其他物質。

我們知道，你接觸一種化合物的時間越長，對它的耐受性就越高。試想一下，脫敏針，它將少許過敏原打入你體內，讓你不再對某種食物或物質過敏。只是，讓我們對某種化合物產生耐受力所需要的時間，並不是幾週或幾個月，而是幾千年。在四千萬年間，現在以你的身體為家且能輕易消化雙子葉植物的微生物，一代又一代地被傳承下來。

同樣地，牛、羊、羚羊與其他草食動物的祖先，也經過千百萬年的演化，發展並傳遞能夠處理單子葉植物的腸友。所謂的處理指的是消化與消除的能力，如果它們無法消化這些物質，至少可以向它們的粒線體姐妹和免疫系統發出信號，告訴它們一切都很好，它們知道這些化合物是什麼，這些化合物不會構成威脅。畢竟它們和這些化合物打交道已有數百萬年之久。然而，如果你的腸友並沒有演化出習慣特定化合物的能力，它們就會將這種化合物視為威脅，讓它們的姐妹知道麻煩正在醞釀中。許多不必要且可避免的衰老，就是從這裡開始的。

那麼，單子葉植物到底有哪些化合物，會讓人類的腸友感到麻煩的？如果你讀過《植物的逆襲》，你應該已經知道答案了。如果沒讀過，也不用擔心，你很快就會跟上進度。對你的腸友造成問題的化合物叫做「凝集素」。它們是植物製造的一類「黏性蛋白質」，是植物避免自己被吃掉的防禦手段。請記住，植物就像你（和你的腸友）一樣，想要長長久久地活下去，把遺傳物質傳給下一代；所以製造凝集素是植物的一種生存策略。在人類存在之前，昆蟲是植物必須防範的主要掠食者，凝集素能麻痺昆蟲，可以說是一種相當有效的防禦機制。

好了，我們人類比小蟲子更大、更強壯，而且我們也有自己的防禦機制。因為這些防禦機制，在我們吃下凝集素以後，通常不會有任何立即的反應。然而重要的是，我們的腸友會對凝集素產生即刻的反應，當我們吃下的凝集素越多，腸友就越不開心。正如你現在所知道的，假使你的腸友不開心，它們會讓它們的家園陷入失修狀態。這對你來說，就是代表體重過重、疲倦、疼痛與生病。

當我們觀察以穀物為食的小鼠時，很容易就可以看到牠們的微生物群落是如何進化，藉以讓穀物中的凝集素更好消化，這是因為牠們已經吃了數百萬年的單子葉植物及其種子的緣故。囓齒動物腸道中一種叫做「蛋白酶」的酵素，可分解凝集素和其他穀物蛋白，相較於人類，其含量高出數百倍。就像囓齒動物一樣，你吃特定植物凝集素的時間越長，你的腸友就有更充分的時間發展出消除它們的方法。

我們的腸友與酵素並沒有與草食動物相同的機制，不過那原本並不是問題，直到大約一萬年前才有所改變。那時，人類開始種植穀物與其他單子葉植物；這些植物與你的腸友能消化的食物完全不同。

我在《植物的逆襲》曾說，一萬年看起來似乎很長，不過就演化而言，要在這段時間內發展出對新凝集素的免疫耐受性，就好比快速約會一般。而且，在過去五十年左右，你的腸友又面臨更糟糕的狀況，因為人類已經放棄準備與攝取富含凝集素食物的傳統方法，例如：浸泡、發酵；轉而選擇快速、廉價的選項。我們更開始吃那些在自然界中沒有根基的食物：基改食品。還有，不同以往的肉和乳製品，這些動物被餵的都是牠們的腸友無法消化的食物（與藥物）。在過去的半世紀中，人類的飲食變化比歷史上的任何時候都來得快。我們現在吃的小麥、玉米、其他穀物與大豆（通常以加工食品的形式），比未加工食品，如：綠葉蔬菜和其他蔬菜多得多。

同一時間，除草劑、殺菌劑、藥物、化學肥料與食品添加劑的衝擊，更危及我們的食品安全。個人護理產品、工廠生產家具與家用清潔劑的化學物質，也侵入了我們的住家環境。總的來說，暴露在這些毒素之中，讓我們的全息生物群進入另一種循環。科羅拉多大學博爾德分校的一項新研究顯示，當人們外出走動時，身後會留下一縷縷的化學物質，這不只來自汽車的排氣管，也來自人類塗抹在頭髮與皮膚上的產品。在交通顛峰時期，汽車排放的廢氣中，也會有相當程度的矽氧烷（Siloxane），也就是存在於洗髮精、乳液與制汗劑中，對微生物群落造成破壞的成分。這又是另一個讓你害怕每日通勤的原因。

即使我們所謂的健康蔬菜，也不是在土壤細菌的幫助下生長的。因為這些細菌早就被現代的農耕方式給消滅殆盡。土壤中鋅、鎂含量大幅下降，這兩種元素都有助於預防糖尿病與代謝症候群。你的腸友根本無法如此迅速地迎頭趕上，適應以上所提到的所有變化。這樣的化學物質超載，加上飲食習慣的大幅度改變，都讓腸友成群結隊地離開，給了壞菌接管腸道的可能。

腸友的毒藥

不過等等，我還沒講完——情況其實更糟。在過去五十至六十年間，我們也有了許多新藥與醫療技術的「進展」。許多發現幫助我們活得更長，但卻是以我們的微生物群落為代價。這就是另一個悖論。

一九六〇年代晚期與一九七〇年代早期，廣效抗生素問世。這些藥物獨一無二，因為它們能同時殺死多種細菌，它們消滅了會引發肺炎與敗血症等疾病的細菌，拯救了無數生命。然而，對你的腸友來說，這些抗生素的使用，基本上就代表它們的公寓有炸彈爆炸。炸彈把所有細菌一網打盡，毫無目標性。結果，壞菌被殺光了，而大部分腸友也陣亡了，這會破壞你體內細菌族群的微妙平衡。

我很感激抗生素的問世，讓我們能處理必須使用抗生素的病症。不過抗生素已遭到濫用，有醫師在沒有正當理由的情況下也開處方，即使他們最佳的推測是病人正遭受抗生素無法根治的病毒纏身。在你拿到處方籤去藥房之前，先想想這一點：你每服用廣效抗生素一次，對腸道微生物群落造成影響的時間可長達兩年。有些被殺掉的腸友，可能對這個地方永遠喪失安全感，不願意回來。為了避免受到言論過於戲劇化的指責，我必須提供一些證據來顯示抗生素具有破壞性的影響：**研究顯示，每一次你服用抗生素，都會增加在未來罹患克隆氏症、糖尿病、肥胖或哮喘的可能**。

但是，即使你從未按處方籤抓藥、使用抗生素，你仍然很有可能服下足以殺死大部分腸友的抗生素。怎麼會這樣呢？這是因為以傳統方式飼養的牲畜，都被餵下數量驚人的抗生素以防止牠們生病，也讓牠們長得更快、更大與更胖，以利屠宰。當你食用肉類、牛乳與其他動物產品時，你也會吃下這些藥物。你猜怎麼著？它們也會對你做同樣的事，把能讓你隨著年齡增長、繼續保持苗條的腸友殺死。事實上，有肥胖問題的人，其腸道細菌多樣性會下降。太多的抗生素會讓你變胖。所以在我們的文化中，老年並不是那麼吸引人，也就不足為奇。

我實在不願這麼說，不過即使你一輩子都是素食主義者，你同樣也可能吃下了大量的「抗生素」。這是因為除草劑年年春（嘉磷塞，Roundup）的主要成分草甘膦（Glyphosate），被農業生物化學巨人孟山都（現在隸屬拜耳集團）當成抗生素，申請專利。而這種除草劑幾乎被噴灑在所有基因改造作物與許多傳統作物之上。草甘膦會破壞你的微生物群落，破壞腸道邊界，效果就如你吞下的抗生素。它出現在以穀物和豆類餵養的動物和其乳汁中，也會出現在你吃下的農作物，以及雜貨店貨架上用這些作物製造的產品裡。換言之，你的純素豆子或義大利麵，都很有可能含有這種抗生素。

二〇一五年，WHO的癌症研究機構宣布，草甘膦「可能讓人類罹癌」。因此，有機消費者協會（OCA）與養活世界計畫（現已改名為「去毒計畫」）聯合起來，為提供民眾機會，針對草甘膦進行尿液檢測。此舉迴響驚人，不過因為實驗室不夠大，他們不得不暫停檢測。然而，第一組提交樣本的一百多人，其檢測結果令人震驚——93％的尿液樣本被檢測出草甘膦。無論年年春的製造商怎麼說，草甘膦顯然已經大量存在於我們的食品供應鏈中。

二〇一八年，印第安納大學與舊金山加州大學的研究人員合作進行一個創新的研究，測驗七十一名孕婦的尿液。研究結果也有驚人的相似性：他們在93％的尿液樣本中，發現可檢測到的草甘膦含量。考慮到孕婦在懷孕期間暴露在草甘膦中，可能會縮短妊娠期，也會影響到胎兒的終生健康，這樣的結果著實令人擔憂。

吃下草甘膦，不只會殺死你的腸友，也會破壞它們生成色胺酸與苯丙胺酸等必需胺基酸的能力，這些必需胺基酸能構成血清素這種「讓人感到快樂」的激素，以及甲狀腺激素。現代社會有許多人都在服用抗抑鬱藥物與甲狀腺藥物，這是巧合嗎？

這些只是你在參與長壽悖論計畫時，應該要避免傳統動物產品的一些原因。穀物與豆類（豆類種植會大量使用草甘膦）中含有的大量凝集素與草甘膦，可以說是雙重打擊。

此外，大多數塑料、有香味的化妝品、防腐劑和防曬霜裡，都有類似雌激素的成分。與這些化學成分的接觸，可能會造成肥胖、糖尿病、其他代謝疾病及生殖問題、女性與激素有關的癌症（如乳癌和卵巢癌）、甲狀腺問題，以及大腦與神經內分泌系統發育受損等症狀。這些疾病和問題，有許多與「正常」老化有關，不過這其實不是很正常。請記住，你的腸友會製造許多激素的前驅物。這是它們和在你細胞內的姐妹們溝通的主要方式，而對你的內分泌系統造成破壞的化合物，會藉機操縱這個古老且重要的通訊線路。

為了證明你的微生物群落與內分泌系統之間的聯繫，只需要看看在洗手液、肥皂、制汗劑、牙膏，以及其他個人護理產品中的抗菌化學物質，如：三氯沙（Triclosan）。這些化學物質會把腸友殺光光，在體內產生如雌激素（Estrogen）般的作用，而且已經被證實能刺激癌前細胞（Precancerous cells）繼續增生。粒線體會根據你的腸友傳遞的荷爾蒙訊息，決定哪些細胞應該存活，哪些細胞應該凋亡。當這些類雌激素物質操控了這些訊息，癌細胞就可以不受控制地生長。

存在於食物中及個人護理用品的化學物質。還有另一個讓人苦惱的問題：這些物質會降低肝臟將維生素D轉化為活性形式，發揮吸收鈣質並促進健康骨骼生長的能力，如果這個轉化過程被阻斷，骨質疏鬆症就可能隨著你年齡增長而產生。維生素D缺乏症現在非常普遍。我的患者中大約有80％血液裡維生素D的水準較低，而攝護腺癌患者的維生素D水平尤其低。

在我們繼續下去之前，你必須知道你的腸友還有另一個敵人，而且這個敵人可能讓人覺得很受傷：那就是「糖」。壞菌喜歡「單醣」，這是它們賴以維生的東西。你的腸友需要的是稱為「多醣」的複雜糖分子，才能生長繁衍，不過壞菌卻能靠著你每天吃下的單醣茁壯成長。這是糖對健康與長壽的絕對災難的主要原因之一。

代糖也沒有多好。許多人（包括我自己在超重的時候）使用代糖，藉此在不增加體重的狀況下緩解自己的欲望。那時的我，如果能找到消毒的方法，一定會很開心地帶著健怡可樂進手術室做手術。然而，很諷刺的是，這些產品應該要能幫助減重，但它們的效果卻恰恰相反。那是因為諸如：蔗糖素、糖精、阿斯巴甜與其他非營養人工甜味劑，都會殺死你的腸友，讓壞菌增生。無論你相信與否，杜克大學的一項研究顯示，一包Splenda代糖（譯註：主要成分為蔗糖素）可以殺死50%的正常腸道菌群。這令人哀傷卻也是事實——如果吃太多甜食，你的腸友會餓死，壞菌會活得長長久久，還會大量繁衍。即使果糖也被證明對粒線體有毒！甜食吃多了，整個腸道就淪陷了。

上面這些聽起來可能會讓人感到人生慘淡。不過，請你放心，我們確實有可能消除這些壞菌對體內腸友們造成的損害，讓你的所有回到年輕、光彩照人的狀態。然而，在我們這麼做之前，讓我們先來了解如何才能讓壞菌留在它們該待著的地方。

Chapter 2 保護與防禦

希望到目前為止，我已經讓你相信全息微生物群落在你的壽命與生活品質，扮演了非常重要的角色。它們會在你的腸道、口腔，甚至皮膚上培養適當的微生物群落，不但有助於預防疾病，也能讓你長壽快樂地享受生活。如果有一群豐富多樣的腸友在你的腸道定居，它們將會讓你保持年輕。看起來很簡單，是吧？只要把壞菌餓死，同時餵給腸友讓它們茁壯成長的食物，你和你的腸友就能一起過上幸福新生活。

不過，事情並沒有這麼簡單。微生物群落裡有合適的腸友，只是長壽方程式的一半。另一半是要確保它們在腸道裡會待在應該待的地方。當它們細胞壁的碎片，也就是所謂的「脂多糖」（Lipopolysaccharide）穿過腸道邊界，進入你的器官、組織、淋巴或血液中，那時無論這些脂多糖是來自腸友或壞菌，都不重要了。任何出現在不應該出現的地方的細菌、脂多糖或其他侵入者，都會引發身體免疫系統的反應，造成廣泛發炎，進而加速老化和產生疾病。

就如**希波克拉底的至理名言：「所有疾病都從腸道開**

始。」好消息是，所有疾病也都可以被阻擋在那裡。

腸道的另一側

想更加了解發炎反應如何導致老化（也就是所謂「發炎老化」的概念），我們得先仔細看看腸壁是如何運作的。

你的腸道裡排列著一層黏膜細胞（稱為腸上皮細胞），這些細胞緊緊地鎖在一起，避免任何物質進入或逃逸。雖然腸壁的厚度只有一層細胞，但其表面積相當於一個網球場的大小。而免疫細胞（Immunocyte cell）會沿著腸壁零星分佈，對腸壁完整性的維持非常重要。事實上，**人體約有60%的免疫細胞都集中在腸壁上**。這些免疫細胞負責決定哪些東西必須離開腸胃道、哪些東西會被保留。

你的胃酸、酶與腸友把你吃下的食物分解成單獨的成分：胺基酸（來自蛋白質）、脂肪酸（來自脂肪）與醣（來自糖與澱粉）。你的黏膜細胞接著會將消化後的胺基酸、脂肪酸與醣等分子砍斷，讓它們穿過細胞，釋放到門靜脈（Portal vein）或淋巴系統中。一切正常時，除了這些單分子以外的所有東西，都會被留在腸壁之外，待在它們所屬的地方。詩人羅伯特・佛斯特（Robert Frost）曾寫下：「好的籬笆造就好的鄰居。」若你的黏膜細胞緊密排列，那麼你的腸壁就是一個「好的屏障」，把消化過的胺基酸、脂肪酸和醣等單分子以外的東西留在另一邊。如果籬笆磨損了，佈滿許多小洞，就會讓其他化合物漏出去，你的健康就會開始受到影響。這就是所謂「腸漏」的定義，也稱為「腸道通透性大增」，它是大多數老化相關的常見疾病的核心。事實上，你很快就會看到，正是這個屏障的逐漸崩解，加速老化過程。

因為當錯誤的分子甚至細菌穿過腸道時，免疫系統就會進入高速運轉狀態。你可以把免疫系統看作是「人體公寓」的警察部隊。當它們知道有人侵入，現場馬上會出現很多警察，也會釋出一種稱為「細胞激素（Cytokines）」的發炎激素來尋求增援。舉例來說，如果穿過腸壁的「壞蛋」真的很危險，比如細菌感染，這些警察就可以挽救你的生命。當你受傷時，發炎反應可以幫助癒合。然而，當警察一次又一次被叫過來處理每一件小事時，問題就出現了。結果就會變成「慢性發炎反應」，這也是導致從阿茲海默症到癌症、糖尿病與自體免疫疾病等常見老化疾病的基本原因之一。

再次重申，老化與身體的發炎反應關係密切，以至於我的同儕研究人員創造了「發炎老化」一詞，來描述以慢性低度發炎反應為特徵的人類老化。雖然這是個讓人容易記住的術語，不過矛盾的是，我發現發炎反應實際上是一種症狀，而不是讓我們老化的根源。相反地，**老化是因為腸道缺乏合適的細菌族群，再加上腸漏症造成細菌與其他物質，穿過了腸壁所造成的**。

當我幫助病人治癒他們的腸壁，讓腸道細菌達到平衡，他們的發炎程度就會大幅下降（我可以根據病人血液中細胞激素的含量，來評估發炎程度），他們的身體也就能迅速修復損傷，這就好比用「好骨材」來修復老房子。

然而，一開始到底是什麼東西對你的腸道造成傷害，才會讓警察持續發出攻擊導致發炎？其中一個罪魁禍首就是「凝集素」，它會撬開腸壁黏膜細胞之間的緊密結合。凝集素最好是一開始就沒有被吃下去，或最好是被鼻子、嘴巴與食道裡的黏液（通稱為「黏多醣」；mucopolysaccharide）結合；它們存在的目的，就是阻擋凝集素往下溜走，到不了腸道。凝集素喜歡與醣結合，若凝集素果真到了腸道，那裡的黏膜細胞是接下來的防線，黏膜細胞能在凝集素突破腸壁之前，製作充分的黏液與凝集素結合，將之捕捉。

然而，對大多數人來說，黏液保護層供給失調，或是根本不存在。如果你的飲食中吃下具有高含量凝集素的食物，那麼黏液就會因為要與那些凝集素結合，而不斷地被消耗掉。更糟糕的是，若沒有黏液，產生黏液的黏膜細胞就會直接受到酸、細菌與更多凝集素的攻擊，讓保護性黏液變得更少。

不幸的是，若沒有黏液來捕捉凝集素，凝集素就會與腸壁上的受器結合（受器是能對信號做出反應的細胞器），產生一種稱為「解連蛋白」（Zonulin）的化合物，它會打破將腸壁緊緊攏在一起的緊密連結。試想，這種狀況若在你網球場大小的腸壁上大規模發生，就很容易讓外來侵入者（包括更多的凝集素），穿過並進入你的組織、淋巴結與血液中。

一旦穿越腸道邊界，那些外來蛋白質就會被位於免疫細胞，尤其是T細胞上稱為「類鐸受體」（toll-like receptor，簡稱TLR）的複雜條碼掃描器，辨識為外來物。此刻，空襲警報響了，免疫系統發出全面通緝令，警察開始努力逮補這些闖入者！現在想像一下，這樣的情形每天每分每秒都在發生，如此以來，很快就會形成「慢性發炎反應」。

當凝集素在籬笆上戳出洞以後，就不是只有它們能穿過籬笆，這也替包括腸道裡的壞菌在內的其他入侵者開道。其中特別有害的是脂多醣，這是微生物群落中特定細菌的細胞壁構成分子。如果你讀過《植物的逆襲》，你對脂多醣應該不陌生，脂多醣是細菌在腸道裡分裂和死亡時產生的細胞壁碎片，每天的產量以兆計。當腸壁被突破時，脂多醣就會進入你的身體。然而，並不是只有腸漏症才會讓脂多醣穿過腸壁，脂多醣還可以搭上一種特別的飽和脂肪攜帶分子的便車。這種分子稱為「乳糜微粒」（Chylomicrons），我們稍後會再深入探討。

這會兒問題來了：脂多醣並不是活的細菌，它們只是細菌的外層表面。由於免疫細胞的類鐸受體無法分辨脂多醣與活細菌之間的差異，它們會假設脂多醣是細菌，因而把軍隊招過來；畢竟，體內細菌的存在可能意味著潛在的致命感染，警察得高度警戒。因此，每次只要有一個脂多醣穿過腸壁，警察就會大批趕到，導致發炎反應更形嚴重。情況還會更糟。凝集素的分子型態與脂多醣相似，是外源蛋白（Foreign proteins），因此當凝集素穿越腸壁，類鐸受體亮起，警察又開始行動。

我的朋友暨同事，科羅拉多州立大學的洛倫．科爾丹（Loren Cordain）教授（原始人飲食之父）將這個現象描述為「分子擬態」：**凝集素模擬人體許多重要器官、神經與關節上的蛋白質，而免疫系統又將身體的這些部分誤認為外來侵入者，便引起發炎反應**。這種過程好比「來自友軍的砲火」，是所有自體免疫疾病的根源。它是侵入者穿過腸壁卡在身體某個部位，而免疫系統就立即攻擊的結果，這一切都是因為我們的微生物群落，這個複雜的生態系統受到破壞之故。

最新的小鼠研究證實，這種發炎反應也是老化的主要原因之一。二〇一八年，耶魯大學醫學院研究人員發現，小鼠體內的某種微生物與一項狀似狼瘡的自體免疫疾病有關。這種微生物從腸道進入小鼠的器官，造成腸壁崩解，同一器官的免疫細胞會被當成入侵的細菌。值得注意的是，在人類自體免疫疾病患者的肝臟活組織檢驗中，也發現了同樣的有害細菌，不過在健康的對照受試者體內並沒有發現。換言之，**腸漏症會讓細菌穿過腸壁，造成小鼠與人類的自體免疫疾病**。

你也別因此感到絕望。就如我最近在《循環（Circulation）》醫學期刊上發表的研究，在一〇二名由生物標記證實罹患自體免疫疾病並接受治療的患者中，九十五位（94％）其實沒有病，在停用藥物六個月後，以生物標記檢測呈陰性。我和許多同事現在都相信，腸壁屏障的破壞，不但是發炎老化的核心，也造成了許多加速老化的疾病。

你可能以為腸漏症只是影響少數，猶如「煤礦裡的金絲雀」的預警標誌。但遺憾的是，情況並非如此。我承認，當腸漏症最初被人們討論時，我是抱持懷疑態度的。如果你在十五年前問我這件事，我應該會把它當成一種奇思妙想。然而，不可否認的是，它是真實的，而且無處不在。正如我為數千名患者制定的治療方案顯示，腸漏症（包括：口腔、鼻子與皮膚的「滲漏」）是老化與許多疾病的根本成因。我的同事戴爾・布雷德森（Dale Bredesen）指出，從鼻子與鼻竇進入大腦的異常細菌，可能導致帕金森氏症。更多研究也顯示，細菌與其他微生物會導致動脈粥樣硬化。我和其他研究人員都認為，所有人的腸道「通透性」都有某種程度增加。

太空侵略者

排除凝集素是治癒腸道，並減緩甚至逆轉老化效應的重要步驟。不過，凝集素並不是唯一能撬開黏膜層、造成腸道滲漏的分子。很諷刺的是，最常見的一個原因，是非類固醇消炎止痛藥（Nonsteroidal anti-inflammatory drugs，NSAIDs），如：布洛芬、萘普生、安舒疼、希樂葆與骨敏捷錠等。

這些藥物在一九七〇年代早期進入市場，以替代會損傷胃壁的阿斯匹靈。然而，我們現在知道這類藥物會破壞小腸與結腸的黏液屏障。在過去半世紀發表的大量研究顯示，這些看似「無害」的藥物，實際上會在腸道屏障上炸出一個個大洞。結果就是凝集素、脂多醣與活細菌大量進入你的身體。這些外來侵入者蜂擁而入的狀況下，你的免疫系統會克盡己職：攻擊、造成發炎反應與更多疼痛。

腸壁上有洞本來就會令人疼痛。這種疼痛會反過來讓你服下另一種NSAID止痛藥，從而引發疼痛與發炎反應的惡性循環。多年來，像我這樣的醫生對於NSAID止痛藥的真正效果一無所知（儘管製藥公司似乎一直都很清楚）。事實上，這些藥物被認定是危險藥物，所以當它們被引進市場時，就被列為處方藥，而且至多只能持續服用兩週。

不幸的是，當時的醫學技術限制了醫生全面評估這類藥物的損害能力，因為我們的胃鏡到不了小腸，也就無法看到這些藥物造成的損害。直到可以讓病人吞下的微型攝影機出現，我們才有機會全面三六〇度觀察他們的消化系統，也才真正看到發生了什麼事情——但在當時，人們幾乎已經把NSAID止痛藥當糖果吃了。NSAID止痛藥是銷售最佳的藥物，也是發炎反應的頭號原因，但這些藥物之所以被發明，就是為了治療發炎反應呀。

另一類對腸道有害的藥物，是質子幫浦抑制劑（Proton pump inhibitors，PPIs）與其他控制胃酸的藥物，如：善胃得、奧美拉唑、耐適恩、泮托拉唑等。胃酸不但重要，更是必要的存在，它能在壞菌進入腸道之前先殺死它們。如果你的胃沒有足夠的胃酸，壞菌就可能接管你的腸道，其中包括了那些能引發傳染病的細菌。這就是為什麼經常使用制胃酸劑的人比不使用的人，罹患肺炎的可能性高出三倍。**胃酸是人體阻止有害細菌進入腸道的最佳防衛措施**，此外，也請記住，胃酸是用來消化蛋白質的，而凝集素是植物蛋白。因此使用制胃酸劑，只會讓你在無意中消除了能抵抗凝集素的一個重要防禦機制。

讓我們回到腸友身上！它們大多討厭酸，而我們體內最重要的微生物，大多生活在沒有氧氣也沒有酸的結腸（大腸）裡。這些微生物是因為醫學中所謂的「酸梯度」（the acid gradient）而留在結腸裡。隨著食物沿著腸道移動，胃酸會逐漸減少，而肝臟與胰臟會在腸道裡添加其他鹼性消化酶。這種向低酸環境的過渡，是發生在小腸與結腸的交會處。然而，由於沒有胃酸抑制細菌，讓細菌待在它們應該待的地方，細菌很容易就能從結腸爬到它們不該出現的小腸裡。細菌會在小腸裡破壞腸道屏障，造成腸漏症，也替一種稱為「小腸菌叢過度增生」（Small intestinal bacterial overgrowth，SIBO）的病症奠定基礎。這些細菌在沒有胃酸防禦的地方大肆破壞，而且把廢物留在具有吸收功能的腸道表面，若是老年人就容易產生常見的蛋白質消耗與肌肉損失。更糟的是，台灣最近一項研究顯示，**小腸菌叢過度增生與大腸激躁症（Irritable bowel syndrome，IBS）都可能會增加失智症的風險**。

胃酸對於保護你的腸道屏障非常重要，而蘇打（Soda）能促進胃酸產生，以至於我在喬治亞醫學院的同事開始用蘇打，來治療類風濕性關節炎之類的自體免疫疾病。除此之外，這些額外的胃酸，也有助於讓腸道細菌待在它們該待的地方，以防止發炎反應，因此能幫助逆轉自體免疫疾病。此外，他們的研究顯示，蘇打實際上會向沿著腸道分布的免疫細胞發出訊號，讓它們在遭遇外來蛋白質時「冷卻下來」。

質子幫浦抑制劑不只會中和胃酸，還會產生發炎反應。這些藥物的名稱很恰當：它們癱瘓了質子幫浦，而你的粒線體需要質子幫浦才能產生能量。當質子幫浦抑制劑在多年前進入市場時，我們天真地認為它們只會癱瘓胃黏膜中，特定製造胃酸的質子幫浦，而不是讓全身的質子幫浦癱瘓。不幸的是，情況並非如此。因此，每當你吞下一顆非處方的奧美拉唑，以避免享用炸熱狗時的胃灼熱，實際上它卻正在毒害你的腦部與身體其他部位的粒線體，讓粒線體無法產生能量。

果然，二〇一七年一項針對將近一萬六千名四十歲以上的健康受試者，進行長期研究發現，累積使用質子幫浦抑制劑與罹患癡呆症的風險，有顯著的相關性。同時，一項二〇一六年的德國研究顯示，與未服用這些藥物的人相比，七十五歲以上使用這些藥物的七萬四千人，罹患癡呆症的風險高出了44％。其他研究也顯示，PPI藥物的使用與慢性腎臟疾病有關。不出所料，這些疾病全都來自粒線體功能障礙。難怪FDA會針對其使用發出警告，並在包裝說明書上建議服用這些藥物不能超過兩週。

人體需要胃酸將蛋白質分解成胺基酸，才能將讓食物的營養被腸道消化吸收，所以服用這些藥物的人，也可能有蛋白質營養不良的問題。這不是代表他們蛋白質攝取不足，而是因為他們少了胃酸把蛋白質消化成胺基酸！再加上因為小腸菌叢過度增生與凝集素導致的腸漏症，難怪醫生會告訴老年的患者要多吃蛋白質。然而，當蛋白質不易被分解吸收，就會導致肌肉萎縮，也就是所謂的「肌少症」，一種老年人口常面臨的健康危機。我的意思是，如果你沒有足夠的力氣走去廚房或洗手間，又何必要活到一百歲？

「夠了，夠了！」你會說：「那麼醫生，我該怎麼處理胃灼熱的問題呢？」我明白你的意思。我以前也曾有嚴重的胃灼熱或胃食道逆流。但我拒絕使用PPI藥劑，不過在過去，我的床頭櫃與旅行箱裡，一直都備著常見的碳酸鈣抗胃酸片與胃酸胃脹咀嚼片。我已經有十七年以上沒有發生胃灼熱的問題了，這是因為我把會造成胃灼熱的凝集素從飲食中去除。請放心，你在長壽悖論計畫中吃的食物，不會引起胃灼熱。我的許多病人都已經能扔掉他們的PPI藥劑，在沒有遭受任何負面影響的狀況下，保護他們的腸友與腸道。事實上，我有幾個患有巴瑞特氏食道病變（Barrett's esophagus）的癌前患者，在停止服用PPI藥劑，並移除飲食中的凝集素以後，也都完全治癒了。

麩質不是好東西

大多數凝集素，例如麩質，分子很大，無法通過腸壁，只有在腸壁已經被破壞的狀況下，才可能通過。儘管如此，有一種稱為小麥胚芽凝集素（WGA）的分子卻非常小。因此，即使腸道黏膜屏障沒有損壞，WGA還是可以穿過小腸腸壁，造成發炎反應，尤其是腎臟發炎。此外，WGA也會在人體內引起許多其他問題，尤其它具有模擬胰島素的能力。

我在這裡先岔個題，很快地解釋一下胰島素在人體內正常運作的情形。了解這個機制非常重要，因為胰島素阻抗（Insulin resistance）與第二型糖尿病在老年人口中已成為常態，而罹患糖尿病會大幅增加罹患癌症與其他老化疾病的風險。二〇一八年，美國糖尿病協會的報告顯示，超過八千四百萬美國人有前期糖尿病（Prediabetes），因此隨著年齡增長，不但更容易罹患第二型糖尿病，心臟病與中風的風險也會增加。同時，六十歲以上的美國人中，有25%患有糖尿病。這個數字代表每四位美國老年人裡就有一位罹患糖尿病。因此無論你現在幾歲，你都應該要學著避免罹患糖尿病，在糖尿病前期就阻止病程進展，是非常重要的。

下面的文字是你需要知道的。正常情況下，當腸道裡的細胞咬掉一個醣分子，將它傳送到血液裡時，胰臟會分泌胰島素——一種調節血液中葡萄糖含量的激素。胰島素的作用是打開細胞的大門，讓葡萄糖進入細胞。接下來，位於肌肉細胞與神經元的粒線體，就會「消化」葡萄糖，利用氧氣產生能量。當可用的葡萄糖量高於肌肉所需，胰島素就會連接到脂肪細胞膜上的對接端口，打開一種稱為脂蛋白脂酶（Lipoprotein lipase）的酶開關，告訴脂肪細胞將葡萄糖轉化成脂肪，並儲存在細胞裡。無論是何種類型的細胞，一旦胰島素完成將葡萄糖趕進細胞裡的工作，胰島素就會從這個對接端口離開，細胞就可以接收下一個激素信號。

不過，當你吃下全麥產品，其中的WGA被吸收後，這個系統就完全亂了。WGA會牢牢地接在細胞膜的胰島素對接端口上，不過它和一般會對接、釋放訊息，然後離開的「正常」激素不同，WGA完全不會放開。相反地，它會讓那個開關保持開放，導致脂肪細胞繼續引入更多醣，作為脂肪儲存。相較之下，在肌肉細胞中，真正的胰島素因為WGA阻塞端口而無法對接。這也就表示，粒線體無法獲得葡萄糖來製造能量。沒有能量，細胞就會死亡。許多人假設，肌肉萎縮是老化的正常現象，但事實並非如此；這種胰島素模擬是隨著年齡增長，導致肌肉萎縮的主要原因之一，因為肌肉細胞在無法獲得葡萄糖產生能量時，就會死亡。不過你也不用驚慌，你的肌肉與其他部分都有備用能量，我們稍後會講到這一點。

最糟糕的是，WGA鎖在神經細胞的對接端口上，讓神經細胞也無法獲得能量。你的大腦需要大量能量才能運作。因此，當醣進不了你的神經元時，大腦會作出反應，要求你吃更多食物。當然，你的腦細胞無法了解，任何食物的糖只會持續進入脂肪細胞中，因為其他細胞的胰島素對接端口都被阻塞了。無論你吃多少，肌肉細胞與腦細胞都會挨餓，脂肪細胞則得到享受。這可不是讓人朝氣蓬勃又長壽的祕方！除了脂肪增加與肌肉量減少以外，隨著時間推移，這個現象可能讓腦細胞與周圍神經死亡，導致失智症、帕金森氏症與周圍神經病變。

唯有強者才能生存

所以，除了避免WGA以外，你要怎麼做才能維持腸壁完整？你可能會很訝異的是，這得回到「興奮效應」的概念上。你在第一章讀過，興奮效應是指生物體對低劑量毒物（壓力）的正面反應，但同一毒物在攝入高劑量時是有害的。這個概念實際上對促成長壽有很大的作用，因為你的腸友和它們的姐妹粒線體，都會對壓力作出反應。

還記得前面線蟲的例子嗎？當牠們獲得一種由腸道細菌釋放的化合物以後，就會活得更久。同樣的概念也適用於人類，當你的腸友相信有威脅來臨，它們會做出反應，防止感染、腫瘤，甚至死亡。這就是為什麼在一項研究中，一輩子都生活在低劑量輻射下的小鼠，比未受輻射照射的小鼠壽命長30%。其他使用環境壓力源如：熱、冷、缺乏營養素、紫外光、毒物等的實驗，也全都得到同樣讓人吃驚的結論：只要劑量正確，這些潛在的致命因素，實際上可能會促進生存。

酒精是另一個興奮效應壓力因子的絕佳範例。所有針對酒精隨時間造成的影響的研究，都顯示出典型的興奮效應曲線（Hormetic curve），也就是說，**適量酒精飲料對健康長壽是有好處的，但過量飲酒則反之**。另一項針對超過五百位健康男性進行十六年追蹤的研究發現，每天喝下大約二十公克的純酒精量的人，與那些完全禁酒、很少喝酒或酗酒的人相較之下，不但壽命比較長，罹患心臟病的機率也更低。

我第一次研究讓人印象深刻的興奮效應，是做心臟手術的時候。在讓心臟長時間停止跳動以進行修復之前，我短暫關閉流往患者心臟的血流。這段時間的壓力提醒患者的心臟細胞：麻煩來了！進而刺激了稱為熱休克蛋白（Heat-shock protein）的化合物，而後所引發的一連串複雜事件。熱休克蛋白會造成心肌細胞收縮並保護自己，等待更好時刻到來（就是血流較佳時）。且區域內較弱的細胞無法承受壓力，要不被白血球細胞吞噬，要不就是受到指示在稱為「細胞凋亡」與「自體吞噬」的過程中死亡。結果是，只有強壯的細胞會留下來，弱細胞會被清除，藉此增加患者在手術中與手術後的存活率。

在長壽悖論計畫中，你會利用一種稱為「卡路里限制」的興奮效應壓力因子。卡路里限制的作法，顯著延長了迄今所有被研究動物的壽命，其中包括我們的表親恆河猴（Rhesus monkeys）。

在你放下這本書之前，先聽我說完。我實踐這種飲食法已經超過十七年，如果你曾經和我一起吃飯，你會知道我的食量很大！我在數千名患者身上實驗與追蹤同事的長壽研究時學到；實際上，確實有方法可以欺騙你的身體，即使你吃得很多，還是能誘導身體認為你在禁食，甚至是嚴格限制卡路里攝取。現在讓我們來看看卡路里限制如何促成長壽。

▼自噬細胞

「自體吞噬」是細胞的循環程序，藉此去除細胞中薄弱或功能失調的部分，讓細胞整體變得更強壯。拉丁語中，「autophagy」是自我吞噬之意：細胞真的會把它想要擺脫的碎片吃掉。自體吞噬是由特定食物中的化合物所觸發的自然過程。

在你暫時給細胞施加壓力時，自體吞噬的情況也會發生。當體內細胞獲得訊號，知道苦日子要來時，它們會發展出「只有強者才能生存」的心態，幫助你承受即將到來的挑戰。當你的腸道細胞經歷這個過程時，腸道屏障實際上會被強化，如此以來能夠達到另一邊的入侵者就會變得更少。其結果就是發炎反應與疾病的減少，以及更健康長壽的生命。

二〇一八年，法國一項為期十年的研究提供了第一個確鑿的證據，證明卡路里限制能延長靈長類動物的壽命——這項研究以和人類有許多生理相似處的倭狐猴（Gray mouse lemur）為對象。在這項研究中，倭狐猴在限制卡路里的情況下，壽命幾乎增加了50%；最重要的是，牠們的健康年限也增加了。年老的倭狐猴在運動能力與認知表現上，幾乎和年輕的動物一樣，並沒有罹患其他與老化相關的常見疾病，如：癌症或糖尿病。

這到底是什麼緣故？這樣說好了，當你限制卡路里攝取時，會發生的第一件事，就是大幅減少細菌的生長與繁殖。如果你讓體內的壞菌吃得少，它們繁殖出的後代數量也會變少；也就是說，脂多醣會變少。限制卡路里的第二個好處，是你吃下含有凝集素的食物變少了。這兩個因素明顯降低穿透腸壁的細菌、脂多醣與凝集素的數量，身體的發炎反應也會隨之減少。卡路里限制也會刺激腸道的自體吞噬，藉此改善腸壁功能，讓腸道細菌減少，只剩下最強壯也最適合、能盡力維持腸壁完整性的細菌群。

請記住，腸壁細胞會製造黏液。有一種細菌生活在那層黏液中，喜歡吃黏液層。（這種細菌名為Akkermansia muciniphila，中文稱為「阿克曼氏菌」，其學名的字面意思就是「喜歡黏液」。）換言之，這些腸友永遠不會餓肚子，因為即使你限制卡路里攝取，它們還是可以很開心地以腸壁的黏液維生。這聽起來也許是個很嚴重的問題，你需要黏液保護你，免受凝集素與其他細菌侵害，可是這些傢伙竟然會吃黏液！不過，讓人吃驚的是，當它們在吃黏液時，它們會向你的腸上皮細胞發出訊號，讓細胞產生更多黏液。

因此，即使這些細菌把一部分黏液吃掉了，你的黏液越多，保護牆就越厚；也就是說，卡路里限制有一部分的作用在於改善腸壁的完整性。如你所知，腸道邊界的瓦解會造成損害，成為老化的主要原因之一。因此，這些喜歡黏液的腸友是你長壽的一個關鍵。研究顯示，額外補充阿克曼氏菌的小鼠，其發炎反應與心臟病的發病率都降低，因為阿克曼氏菌能夠讓腸道屏障變得更穩固、更無法穿透。

此外，體內有大量阿克曼氏菌的情形，也和肥胖、糖尿病與發炎反應等呈負相關。當研究人員將阿克曼氏菌餵食肥胖小鼠以後，小鼠的體重很快就會減輕，血糖水平也會下降。這個情形顯示，這些喜歡黏液的腸友有助於預防第二型糖尿病。而且令人驚訝的是，事實證明，常見的抗糖尿病藥物二甲雙胍類（Metformin）降血糖藥物，實際上就是透過改變腸道微生物群落的方式達到作用。事實上，哥倫比亞大學有項研究追蹤了四百五十九名服用二甲雙胍類降血糖藥物的患者；研究結果顯示，二甲雙胍類降血糖藥物會改變患者的腸道微生物群落，導致阿克曼氏菌相對數量變高。

現在讓我們回到阿克曼氏菌。這種重要的腸道細菌只有一個問題，它們的族群數量會隨著你年齡的增加而減少。因此在長壽悖論計畫中，你必須要給它們想要的東西，並在過程中確保它們想要的東西有足夠的量，能夠長期存在。先來點預告，我們幾世紀以來一直都知道一種叫做「普洱」的發酵茶，這種茶在中國很流行，它對健康有很多好處。

當然，你知道茶對你有好處，不過普洱茶呢？如果你猜到它的功效，我真的要叫你第一名；普洱茶能夠促進阿克曼氏菌的生長！食用這樣的食物，並定期施行卡路里限制，可以大幅度增加體內的阿克曼氏菌數量，加強腸道屏障。

你的細胞對於卡路里限制的另一個反應，則是會以更有效率的方式生產能量。細胞會藉著一個稱為「有絲分裂」（Mitogenesis）的過程，來產生更多的粒線體，進而生產更多能量。由於粒線體有自己的DNA，它們可以在細胞內分裂複製，並不需要細胞本身進行分裂。簡單來說，你擁有的粒線體越多，能量就越多，細胞工作更有效率。試想看看，燃油效率標準如何迫使汽車製造商製造出更省油、更有力的車。是因為渦輪增壓與增壓器的關係，四行程引擎只需要三分之一的汽油（能量）就能產生V8引擎的馬力。當細胞認為食物即將供不應求時，基本上會把自己轉變成渦輪增壓引擎，裡面充滿了粒線體，以更少的食物產生更多的能量。

幹細胞與長壽

我許多研究長壽的同儕都將幹細胞這種未分化的細胞，視為長壽的終極追求，因為幹細胞在分裂增殖時，幾乎可以變成任何一種細胞。了解到這一點以後，許多醫生都開發出幹細胞療法，把幹細胞從患者體內取出，將樣本放入離心機處理，然後重新注射。許多人聲稱以這種方式治療的效果非常好，不過我相信你不用花數千美元，也不用動這麼大的手術，就可以獲得類似或更好的效果。畢竟，你的體內已經有大量的幹細胞。那麼，你要怎麼做，才能讓它們按照你想要的方式運作呢？

隨著年齡增長，我們的幹細胞會失去再生的能力；除非你製造一個訊息將開關打開，並讓幹細胞活化。暫時給予細胞壓力，會刺激這個開關打開，徵募身體各處的幹細胞進行再生。我們在研究小鼠的過程中得知，當小鼠禁食二十四小時以後，牠們的細胞開始用脂肪來代替葡萄糖作為燃料，這個過程稱為「酮症」（Ketosis），你可能因為生酮飲食的流行而知道這個術語。酮症會在人體內造成壓力，並向幹細胞發出再生信號。

在我的老朋友兼同事瓦爾特．隆戈（Valter Longo）於南加州大學進行的一項研究中，每個月進行一次為期五天的全素卡路里限制飲食，或是做幾天只喝水的嚴格禁食的參加者，成功將他們的幹細胞從休眠狀態喚醒，進入自我更新。隆戈也發現，進食過程會觸發免疫細胞的自體吞噬。隨著老化受損的免疫細胞被殺光，幹細胞大量湧入，分化成健康的新免疫細胞。

這些研究發現讓人感到大有可為，因為健康的免疫細胞是青春長壽的支柱。免疫細胞保護你免受癌症與細菌等各種疾病的侵擾，因此隨著年齡增長，你也需要它們儘可能地強壯堅韌。一般來說，你活得越久，免疫系統就越弱；這也是老年人死於流感等，常見傳染病的緣故，因為他們的免疫系統往往不適合戰鬥。在長壽悖論計畫中，我們會給免疫細胞提供他們所需的物質，讓你們在一起變老時都能保持健康和活力。

腸道裡同樣也有幹細胞。在面積跟一座網球場一樣大的小腸裡，有數百萬微小的毛狀凸起，稱為微絨毛（Microvilli）。這些微絨毛的底部是隱窩（Crypts），細菌和幹細胞就住在裡面。腸道表面細胞的生長與死亡速度非常驚人。隨著腸上皮細胞因為吸收營養的「重工」，不斷地被釋放到腸道管腔裡，腸道裡的幹細胞也會不斷地用新的腸上皮細胞來填充微絨毛。我常告訴患者，將這個過程想像成在戰爭中作戰的士兵。當第一排士兵被擊傷倒下時，後面一排士兵就會往前，取代倒下戰友的位置。

腸道幹細胞上有一種稱為「G蛋白受器」（G-protein receptors）的對接端口，我稱之為G測位點。這些受器接收化學訊號後會活化，並讓健康的新腸壁持續生長。其中一個化學訊號稱為R-Spondin，是一種由你的腸友所製造的蛋白。

我喜歡把這些隱窩當成你體內公寓社區的地下碉堡。一旦發生災難，整個族群還是能存續下來，因為這些關鍵的腸道細菌有一些，會躲進地下碉堡中。當你的身體需要更多幹細胞來修補腸壁或其他正在退化的身體部位時，躲在碉堡內的腸友會發出訊號，激化和它們一起躲起來的幹細胞。當你限制卡路里攝取，喜歡黏蛋白的細菌開始啃食腸壁時，躲在碉堡的腸友會發出訊號，表示前線需要增援。這個訊號會讓幹細胞增殖，並向上移動到微絨毛以重新填充腸壁。總之，禁食因為對你「不好」而帶來好處。

另一個能活化腸道幹細胞的訊號是維生素D_3，這種必需維生素沒有達到足夠的水準，幹細胞就不會活化，即使腸壁正在退化亦然。若腸壁退化太嚴重，其表面積會縮小到桌球桌大小，而不是網球場。這會反過來造成營養不良。無論你吃了多少，你的身體都無法透過這麼小的表面積，來吸收到足夠的營養。

在一項傑出的新研究中，讓嚴重營養不良的兒童每天服用高劑量的維生素D_3（二十萬IU），以幫助營養吸收。結果令人欣慰，儘管這些孩子沒有吃下更多熱量，但他們的體重仍然迅速增加。在腸壁重新注入活力以後，他們就能吸收食物中的營養。難怪我們很自然地會想曬太陽，也許那是腸道的幹細胞與腸友，正請求幫助的徵兆。

幹細胞與端粒（Telomeres）之間也有一種鮮為人知的關聯。端粒位於DNA的末端，能保護我們寶貴的遺傳物質不受損，或是不隨著我們年齡增長而「磨損」。近年來，端粒在長壽研究領域成了熱門話題，許多人認為端粒縮短是導致人類認知能力下降與老化加速的原因。我們知道隨著年齡增加，端粒會縮短，防止染色體受損的保護也會減少，而損傷（又稱基因突變）可能導致癌症與阿茲海默症等疾病。但我認為端粒縮短到底是否為老化的導因，或者恰好相反，這一點至今尚未有定論。我們確實知道的是，生物體內的端粒可以有不同的長度，最長的端粒出現在隱窩裡的幹細胞群裡。研究人員在一項小鼠研究中觀察到，特定隱窩幹細胞端粒的縮短，恰巧與幹細胞功能下降同時發生。

這也顯示端粒長度與幹細胞活化是密切相關的。你已經知道幹細胞活化有賴你的腸友；因此，隨著年齡增長能維持端粒又長又健康的能力，與快樂的腸友族群這兩者之間，確實有明顯的關聯性。此外，血液中維生素D_3含量最高的人，端粒也最長，反之亦然。既然維生素D能幫助幹細胞，維生素D也能促進端粒變長，我想我們最好多攝取一些維生素D！別擔心，維生素

D中毒非常罕見。事實上，一項著名研究顯示，一個人每天攝入四萬IU的維生素D還不至於會中毒，而同一項研究也發現，普通人每天需要九千六百 IU才能獲得足夠的維生素D。

長壽的週期性

你的腸友經由演化以容忍成長與退化的循環。這是因為身為宿主的我們，在演化之後以當季食物為食，在一年中的不同時間會享用不同數量的不同食物。季節性飲食不只是一種烹飪趨勢，還嵌在我們的DNA裡。事實上，一群來自加州、倫敦和加拿大的研究人員合作研究世界上僅存的狩獵採集族群，也就是坦尚尼亞的哈札（Hadza）部落時，他們發現這些人的腸道微生物群落，會隨著季節在周期性組成上，產生很大差異。特定細菌類型會基於可取得的食物，在這些人的腸道中生長繁殖。研究人員將這個族群，與生活在現代城市環境中的人做比較，後者在一年之中的任何時刻，都可以取得他們想要的任何食物類型，他們的腸道細菌就不會隨著季節產生變化。

黑猩猩和大猩猩的微生物群落，同樣也會隨著季節性、降雨模式與飲食而波動，在乾旱的夏季吃很多當季水果時，以及一年中其他時間以樹葉和樹皮為主、吃進較多纖維的飲食，腸道細菌會有非常明顯的差異。事實上，所有類人猿都只有在盛產水果的季節體重才會增加。我們的生活應該與季節變化同步，春、夏季是成長繁殖的季節（因此需要較高卡路里的攝取），秋、冬季是回歸緊縮的時節（所以需要的卡路里攝取量較低）。然而，在現代社會的我們，生活在三百六十五天成長週期之中，有各式各樣的豐富食物可供選擇，沒有重新設定的自然契機。結果，我們的腸友族群一整年都差不多，沒有什麼變動。

為了長壽而吃東西，意味著重新建立與自然週期的重要關係；也就是說，要改變你吃的食物類型，定期限制你吃進的卡路里。我有許多病人，一開始都很害怕計畫的這個部分，擔心幾個小時不吃零食，可能會餓得很不舒服。事實是，人類確實擅長禁食，或者至少限制食物攝入量。因為如此，我們才得以忍受饑荒時期，或是長途旅行尋找食物。在缺乏食物的時候，我們的粒線體會在免疫系統下降時加快轉速，把任何奇怪、低效率、功能紊亂或孱弱的細胞殺掉。

也是在這個食物匱乏的時期，我們體內的脂肪才會被拿來利用。我們約百年前發明冰箱之前，身體會將葡萄糖與多餘的蛋白質，轉成能儲存在肌肉與肝臟中的肝醣，在能取得更多食物供應之前，就使用肝醣作為能量。若是在獲得更多食物之前，就消耗完所有肝醣，粒線體能夠從「消化」葡萄糖轉化成能量，轉變成「消化」一種源自脂肪的燃料，也就是所謂的「酮」。這是人體設計的關鍵部分，不過現代社會這種三百六十五天的生長循環，讓我們大部分人都失去這種能力。我們從來就不缺食物，我們吃的食物也與季節無關，因此我們的粒線體就沒有機會從燃燒醣轉變成燃燒脂肪。

這聽起來可能沒什麼，不過我向你保證，這的確是件大事。相較於醣，你的粒線體只需要一半的力氣就能運用脂肪，將它轉變成能量。粒線體更喜歡將脂肪當作燃料，不過它們很少有機會可以燃燒脂肪，因為我們大部分人很少經歷食物匱乏時期。你的粒線體得不到它們想要的燃料類型，而是忙著處理那些不斷被倒進細胞裡的醣。

請記住，胰島素會將醣引入肌肉細胞；若這些細胞「飽了」，你吃下任何多餘的醣或蛋白質就會被轉移到脂肪細胞中，當成脂肪儲存，以備未來饑荒時使用。然而，如果你在饑荒來臨前，又吃進更多的醣與蛋白質，胰臟就會持續釋出胰島素，試著將那些醣從血液中帶到細胞裡。隨著時間越來越長，這會導致體重增加、第二型糖尿病、壽命縮短，以及健康年限大幅縮短。更令人沮喪的是，**血液中過量的醣是癌細胞的理想食物來源，在這種持續的生長週期之中，癌細胞非常容易繁殖**。

除了季節性週期之外，日夜週期也是長壽與健康年限的關鍵因素。所有動物都有二十四小時的晝夜節律，按黑暗與光照的週期而有睡眠與清醒的時間。不過，若是因為人為因素縮短或延長光照時間的動物就比較短命。為了更了解這個現象，我們需要看看動物如何睡覺，以及為什麼要睡覺。我們大部分人都很清楚睡眠有多重要，不過就如季節性變化，睡眠的晝夜節律對於刺激長壽非常重要。在二〇一二年的一項研究中，研究人員將受試者的睡眠時間限制在五個小時，連續四晚，結果受試者開始出現胰島素阻抗（糖尿病前期）。為什麼會發生這個情況呢？

人類和許多其他動物的大腦中，有一對稱為視交叉上核（Suprachiasmatic nucleus）的神經元簇（Neuron clusters），主要用來接收視網膜感光後傳遞的訊號。令人驚訝的是，當年老動物接受年輕動物的視交叉上核移植時，牠們的壽命也延長了。而我們可以運用其他技巧，透過視交叉上核來延長壽命。飲食、咖啡因與葡萄酒裡的白藜蘆醇，都會影響到視交叉上核。卡路里限制能透過我們前面提到的各種行動，來有效促進長壽的原因，在於它能幫助視交叉上核的同步化。這進一步證明，我們應該偶爾讓自己進行卡路里限制一段時間。

另一個在用力吃與限制飲食之間循環的好處是，當卡路里受到限制，有一個稱為SIRT1的必要基因會被活化。這個基因在睡眠時也會活化，因為你在睡覺時不會吃東西。猜猜SIRT1控制的是什麼？正是視交叉上核！麻省理工學院的研究人員發現，當他們在小鼠身上阻斷SIRT1基因的活性時，小鼠的晝夜節律控制便會受損，老化會加速。進食時，SIRT1基因會自動關掉，這種蛋白質的缺乏會干擾睡眠能力。然而，替動物補充能幫助睡眠的褪黑激素時，牠們的SIRT1基因蛋白質產量會增加。猜猜身體是如何自然產生褪黑激素的？當然又是腸友的傑作。繞來繞去又回到腸道細菌！

人體是經過精心策劃的設計成果，在睡眠與清醒、飲食與禁食之間舞動。藉由延長清醒與進食之間的時間〔換言之就是延長用早餐（breakfast）「打破」（break）的「禁食」（fast）時間〕，我們可以持續活化體內非常重要的生存基因，藉此延長我們的健康年限。

鞏固大門

除了褪黑激素，你的腸友還會製造其他重要的激素訊號，幫助抵銷三百六十五天生長週期，也幫助強化腸壁；丁酸鹽（Butyrate）這種短鏈脂肪酸就是個例子。只有某些腸道細菌才會製造丁酸鹽，它能改善粒線體功能，調節粒線體中脂肪與葡萄糖的代謝，並具有抗肥胖與抗糖尿病的作用。因此，丁酸鹽可以幫助抵銷生活在三百六十五天生長週期的一些負面影響。丁酸鹽也藉由抑制癌細胞生長來保護你免受癌症侵擾。實際上有強而力的證據顯示，丁酸鹽可以增加腦部粒線體活動，藉此促進大腦健康。舉例來說，當罹患晚期阿茲海默症的小鼠被給予丁酸鹽時，牠們的學習能力會明顯增強。

猜猜還有什麼？丁酸鹽在肝臟產生酮，你應該已經知道粒線體非常喜愛酮。因此，你的腸友們實際上透過製造丁酸鹽來幫助它們的姐妹！你吃下的益菌生（Prebiotics）越多，你的腸友就能生產更多丁酸鹽，而你會在長壽悖論計畫中吃下許許多多的益菌生。

其他有機化合物也能幫助保護腸壁，特別是多胺（Polyamines）；多胺也是由腸道細菌製造的，同時倚賴腸道細菌將它們運輸到細胞裡，它們在細胞的成長、分化與存活等方面，扮演非常重要的角色。除了保護腸壁以外，多胺還具有非常強的抗發炎性，會促進自體吞噬，調節大腦功能，也在許多動物研究顯示能促進長壽的作用。

許多研究一致顯示，**多胺含量越高，自體吞噬能力越強，壽命越長**。舉例來說，日本研究人員給小鼠補充了能製作多胺的腸道細菌，結果小鼠表現出發炎反應受到抑制、壽命延長，以及改善因年齡引起的記憶障礙等情形。在另一項研究中，研究人員發現，終生補充多胺的嚙齒動物，壽命增加25%。即使只有在晚年才補充多胺的嚙齒動物，壽命也增加10%。研究人員將這個情形歸功於多胺能刺激細胞自體吞噬，因為這種自體吞噬能殺死虛弱與異常的細胞，促進整體健康。我對此深感認同。

▼多胺的來源

讓我們激發一下你的創造力，先看看以下這些食材能幫助攝取的良好多胺來源：

- 蝦蟹貝類，如：魷魚、牡蠣、蟹與扇貝
- 發酵食品，如：德國酸菜
- 十字花科蔬菜
- 綠葉蔬菜
- 菇類
- 抹茶
- 堅果種子，包括：榛果、核桃與開心果
- 雞肝

- 熟成起司
- 扁豆

此外，額外補充多胺也是可以做到的，稍後我們會詳細討論。

除了用多胺餵養腸友，讓它們能保護腸壁以外，你在長壽悖論計畫裡也會吃下大量多酚。多酚是一種植物化合物（Plant compounds），能為腸道細菌提供營養，並刺激有益身體健康的過程，例如：自體吞噬。**最著名也最強大的多酚是「白藜蘆醇」（Resveratrol），它存在葡萄、紅酒與漿果中，這也是紅酒為何能預防心臟病的原因**。白藜蘆醇能透過不同於多胺的途徑刺激自體吞噬，因此你必須大量攝取這兩種類型的化合物，才能確保細胞盡可能有效地再生。

在我們結束這一章時，請記住，腸壁的完整性對你的健康年限與壽命非常重要，而且它無時無刻都受到攻擊。在長壽悖論計畫中，你將以下面的方式從各個角度去保護它：

- 給腸友吃它們喜歡的食物，幫助它們製作能支持粒線體的化合物。
- 讓你的身體以為你在禁食，如此身體就會修整你腸友和細胞的族群數量，讓最強壯的細胞留下。
- 增厚你的保護性腸壁與黏膜層，以防止入侵者進入。

只要大門有保護者成群結隊，裡頭的居民又過得很開心，那麼你體內的社區就能和諧存在。準備好開始了嗎？在我們開始打造這個社區之前，讓我們先確保你已經完全了解什麼會讓你老化、什麼不會讓你變老。給個提示：事實可能與你想的有所出入。

Chapter 3

你的習慣正讓你變老

許多病人初次來到我的診間時，大多同時受到多種疾病的困擾，而我們通常認為這些疾病與「正常」老化有關。他們往往對自己的病情感到困惑，他們認為自己已經盡一切努力，讓自己過上健康且長壽的生活。然而，他們認為能保持年輕的一些作為，往往讓他們老得更快。現今有相當多受歡迎的老化理論，其中有許多是完全錯誤的。然而，這些錯誤的觀念已經在我們的文化裡根深柢固，許多在表面上看起來似乎完全合乎邏輯。我將它們稱為老化的七個致命迷思，現在該是我們徹底匡正是非的時候了！

老化的七個致命迷思

迷思之一：地中海飲食能促進長壽

我們從所謂生活在「藍色寶地」（Blue zone）的人們身上，學到很多關於如何健康變老的知識。「藍色寶地」一詞是由記者丹・比特納（Dan Buettner）創造的，藉此描述世界上居民最長壽的五個地方。然而，有關這些地區到底有何不同，以及其共同處的許多討論，都充斥著似是而非的言論與完全的虛構故事。所以，讓我們來看看這些百歲人瑞比例，比美國平均值高出十倍的寶地，確切到底是什麼情況。

這些**藍色寶地分別是：義大利薩丁尼亞島的奧格里亞斯特拉地區、日本沖繩、加州羅馬林達、哥斯大黎加尼科亞半島，以及希臘伊卡利亞島**。其他，還有一些地方的居民以高齡著稱，不過並沒有被比特納列入，它們是：巴布亞新幾內亞的基塔瓦人，以及義大利拿波里南方的小鎮阿恰羅利。許多所謂的健康大師看著藍色寶地的清單，發現其中有兩個以長壽著稱的文化位於地中海島嶼，於是建議追隨者遵循地中海飲食，其中包括穀物在內。

然而，若是仔細檢驗這些文化就會發現，穀物其實是地中海飲食裡的負面飲食；也就是說，這些老人儘管吃這麼多穀物，卻還能長壽健康地活著是有其他因素，並不是因為穀物。事實上，由於義大利人對穀物的依賴，關節炎患者比例明顯高出其他區域許多，而薩丁尼亞人罹患自體免疫疾病的比例也特別高。即使在這些長壽地區，我們的腸友仍然不適應吃穀物，這包括新進「流行」的穀物，例如：藜麥（Quinoa）和法羅小麥（Farro）。有許多祕魯病人告訴我，他們的母親教他們要用壓力鍋來烹煮藜麥，以去除毒素；而法羅小麥本身其實就是小麥，只是換了個比較吸引人的名字而已。

儘管這些群體的營養模式確實有些重疊之處；不過實際上，生活在藍色寶地的人們其實有著截然不同的飲食習慣。現在讓我們來仔細看看。

- 羅馬林達基督復臨安息日會信徒，以組織化植物蛋白的形式，攝取大量堅果與大豆。這種肉類替代品是由高溫高壓擠壓脫脂豆粕製成的。根據我在羅馬林達生活多年、吃過不少這些豆類製品的經驗，我可以告訴你，組織化植物蛋白可以被做成的任何「神祕肉類製品」，其中包括外表和味道都與午餐肉SPAM非常類似的產品「Wham」！愛吃豆製品的人聽好了：**組織化植物蛋白是壓力煮熟的大豆；壓力烹煮可以破壞凝集素**。大部分基督復臨安息日會信徒都吃素或吃純素，不過，他們的飲食（即使是吃純素）是由50%的脂肪構成。顯然50%脂肪的飲食可以促進長壽；這一點容後再述。
- 尼科亞半島居民的主食，包括：玉米餅、豆類與米。
- 薩丁尼亞的人瑞生活在遠離海岸的山區，所以他們很少吃魚，不過有山羊奶起司與山羊肉，並且食用蕎麥和小麥製作的麵包，以及大量的橄欖油。
- 伊卡利亞島民也吃很多橄欖油，以及迷迭香之類的香草，還有一種稱為馬齒莧（Purslane）的草本植物，而且他們從早餐就開始喝葡萄酒。
- 沖繩人吃的脂肪很少（他們吃的脂肪是豬油），幾乎不吃豆腐或米飯。即使吃米飯，他們大多吃白米而不是糙米。沖繩人約85%的飲食由紫薯構成，它是一種碳水化合物。
- 基塔瓦人愛抽煙，吃很多芋頭（碳水化合物）和椰子（飽和脂肪）。然而這些人很瘦，從未有心臟病或中風的紀錄，而且往往在沒有醫療照護的狀況下，活到九十幾歲。
- 阿恰羅利居民吃鯷魚、大量迷迭香與橄欖油，喝很多酒，不吃麵包或義大利麵，不過喜歡小扁豆。

那麼，這些人到底有什麼共同點？讓人驚訝的是，**共同點並不在他們吃的東西，而是他們不吃的東西**。不過在我揭露答案之前，先讓我們看看其中兩個族群：基塔瓦人與沖繩人，他們大量食用的碳水化合物類型。

紫薯與芋頭（以及大蕉和山藥）並不是普通的碳水化合物。它們是抗性澱粉（Resistant Starches），這類澱粉在腸道裡的表現，和其他像是：玉米、米或小麥的碳水化合物和水果，是完全不同的。抗性澱粉不會很快被轉化成用來燃燒產生能量或儲存作為脂肪的葡萄糖，大多會完整地通過你的小腸。這些食物對分解複雜澱粉的酶有抵抗力，也因此得名。因此，大量食用抗性澱粉通常不會造成血糖或胰島素水平上升。當然，隨著年齡增長，這是避免第二型糖尿病、肥胖與發炎反應的關鍵。而且因為抗性澱粉不會造成血糖激增，所以比一般澱粉來源更能長時間讓你感到飽足。

不過，抗性澱粉最棒的地方，在於它們深受你的腸友歡迎。在吃下抗性澱粉時，你的腸友們會繁殖並製造大量的短鏈脂肪酸（Short-chain fatty acids）、丙酸鹽（Propionate）與丁酸鹽。就如你在第二章所讀，這會替你的粒線體與腸上皮細胞，製造出理想的燃料來源。因此，抗性澱粉可以增加腸道細菌的數量，改善消化與營養吸收，並促進能滋養腸道中最重要黏膜層的腸道細菌成長。

有沒有可能，基塔瓦人與沖繩人能避免許多我們認為與老化有關的疾病，單純就是因為體內丁酸鹽水平的增加，讓他們的腸壁保持完整的緣故？雖然我們並沒有確切的證據，但對我來說這是有道理的，尤其是因為許多藍色寶地社群都會食用如：橄欖油、馬齒莧與迷迭香等，同時也能滋養腸道細菌的食物。

然而，就如我所言，我相信這些人瑞的真正祕訣，並不在於他們吃了什麼，而是他們不吃什麼。他們不吃大量的動物性蛋白質。雖然我對支持原始人飲食與生酮飲食的友人感到抱歉，不過事實不會撒謊。沒有任何一個藍色寶地的居民，會吃下大量動物性蛋白質，而且我相信這就是他們長壽健康的祕訣。

在一項為期八週的隨機人體試驗中，參與者進行了30%的卡路里飲食限制（也就是說，攝取熱量比平時少了30%），然後被分成兩組：其中一組參與者，有30%的卡路里來自動物性蛋白質，另一組則降為15%。兩組參與者減掉的體重差不多（七公斤）。然而，兩組參與者的血液檢測結果則有顯著差異，動物性蛋白質吃得比較少的，具有較低的發炎反應標記，而且總蛋白質消耗量（動物性與植物性）及動物性蛋白質消耗量（魚類蛋白質除外），都與更高的發炎反應呈正相關。

讓我們再一次回顧藍色寶地的清單。薩丁尼亞人只在週日與特殊場合吃肉；沖繩人的飲食以植物為主，只會吃少量豬肉；羅馬林達大部分基督復臨安息日會信徒都吃素，而且其中有很多是吃純素；尼科亞半島居民一週只吃一次肉；在伊卡利亞，每家每年只會屠宰一隻動物，並在屠宰後的幾個月間少量食用；基塔瓦人與阿恰羅利居民吃下的蛋白質非常少，其中大部分來自魚類。

有趣的是，就如崔西・勞森（Tracey Lawson）在《長壽村的十二個飲食祕密》（A year in village of Eternity）一書中所述，有位老人家是這麼描述他與他養的豬的關係：「我餵牠一年，然後牠讓我們吃上一年！」現在，將這點和美國人在二〇一八年平均每人每年吃掉十公斤紅肉與家禽相比，數字可為史上之最。這還不包括其他動物產品，如：蛋、奶、起司等。所以，我們老化的速度比以往來得更快，又有什麼好奇怪的？

食用動物性蛋白質會讓你變老嗎？是的。正是如此，而這也讓我們進入下一個迷思。

迷思之二：動物性蛋白質對力量與長壽是必要的

我希望前面有關藍色寶地飲食習慣的資訊，開始讓你相信，大多數的現代人已經吃下太多蛋白質，尤其是動物性蛋白質，遠遠超過身體所需。請不要誤會我的意思，你需要足夠的蛋白質為身體提供能量，並且增加肌肉量，以避免隨著年齡增長而產生肌肉萎縮的問題。然而，你被引導相信需要的蛋白質量，和實際上所需的蛋白質量之間，有著非常大的差距。坦白說，這是因為商業，並非健康。

動物性蛋白質曾是最稀有也最昂貴的食物，在大部分藍色寶地仍舊如此。然而，在西方世界，動物性蛋白質的價格變得異常低廉，這完全拜許多政府對玉米、其他穀物與大豆等的補助，這些都是養殖業用來餵給動物、家禽，甚至魚類的飼料。結果，西方社會有許多人對動物性蛋白質過度攝取，導致血糖升高、肥胖與壽命縮短等情形。

我來自內布拉斯加州，從小就吃很多「健康」紅肉，不過我在羅馬林達大學教書的那段時間教會了我，應該要限制動物性蛋白質的攝取。我在羅馬林達的前同事蓋瑞．弗萊瑟博士（Dr. Gary Fraser）曾對長壽的基督復臨安息日會信徒進行研究，同時也對其他六種飲食方式進行整合分析。他的研究結果清楚顯示，吃純素的基督復臨安息日會信徒最長壽，然後是只吃少量蛋類、完全不吃乳製品的素食信徒，接下來是會吃乳製品的信徒，而偶爾吃雞或吃魚的信徒在長壽方面則敬陪末座。

動物性蛋白質並不是長期健康年限的必要組成。就如弗萊瑟博士所證明的，**完全避免動物性蛋白質，會讓已經非常長壽的族群更加長壽**。**此外，罹患阿茲海默症的風險與食用的肉量呈正相關**。舉例來說，當日本人從傳統飲食轉變成含有大量動物性蛋白質的西方飲食時，阿茲海默症的發病率從一九八五年的1%上升到二〇〇八年的7%。

但是，為什麼在講到老化時，動物性蛋白質會這麼有害無益呢？這得回到人類原本該跟著一年四季的週期成長的事實。在生長時期，你的細胞會通過某種途徑相互交流，這個途徑會發送訊號，讓細胞生長增殖。這個途徑被稱為「哺乳動物雷帕霉素標靶蛋白」（the mammalian target of rapamycin，簡稱mTOR），它能幫助調解細胞代謝，本身也是體內能量可用度的感測器。所以，如果mTOR感覺到你體內有足夠的能量，它就會假設你處於生長週期中。此時，它會活化一種稱為「類胰島素生長因子」（insulin-like growth factor 1，簡稱IGF-1）的成長激素，向細胞發出生長、生長、再生長的信號。另一方面，如果mTOR感覺到體內能量很低，它會假設你處於消退週期，食物不多，所以得準備面臨難關，進而限制IGF-1的產生。

我們藉由測量體內的IGF-1值，可以評估你體內被激發的mTOR有多少。現代社會，大部分人因為食物供應充足，所以mTOR會持續受到刺激。我們體內總是有多餘的能量讓mTOR感知，因此IFG-1會一直維持在高標。這會導致疾病與快速老化。當細胞被要求不斷地生長，完全沒有消退期，會替癌細胞的增殖鋪路。同時，細胞從來也沒有接受到去蕪存菁的信號，也就不會透過自體吞噬，來回收老舊或機能失調的細胞。多年來，我一直在測量患者的IGF-1值，以作為老化的標記。而以動物和人類為對象的研究，確實也顯示：IGF-1值越低，壽命越長，罹患癌症的機率也越低。

然而，這與動物性蛋白質又有什麼關係？這是個好問題。當mTOR掃描身體以了解能量可用度時，它同時也注意著幾種特定的胺基酸，而且都是生長所需的胺基酸，包括：甲硫胺酸、半胱胺酸與異白胺酸。你大概已經猜到了，這些在動物性蛋白質中都很常見；這些胺基酸大多是植物性蛋白質較缺乏的。因此，如果你不吃動物性蛋白質，你就能在大肆享用植物性蛋白質的同時，欺騙身體，讓身體誤以為你處於消退期，就不會刺激IGF-1的產生。如此以來，魚與熊掌都能兼得。

有證據顯示，卡路里限制之所以能促進長壽，是因為這種作法會很自然地減少動物性蛋白質攝取量。聖路易斯大學研究人員觀察了卡路里限制協會成員的IGF-1值，這些人攝取的卡路里比正常人少了20～30％。（如果一個正常成年男性每天攝取二千至二千五百卡路里，協會成員的攝入量會在一千七百至二千卡路里之間。）儘管攝取的卡路里明顯減少，他們的IGF-1值與正常飲食的人差不多。隨後，研究人員招募了沒有限制卡路里的純素食者，測量他們的IGF-1值，發現他們體內的IGF-1比卡路里限制協會成員低了許多。最後，他們要求幾位卡路里限制協會成員，在不改變總卡路里攝取量的前提下，將動物性蛋白質的攝取量降為零，而這些人的IGF-1就降到與純素食者相同的水準。

此外，小鼠與老鼠研究也顯示，避免動物性蛋白質中最常見的胺基酸，能達到延長壽命的效果，幾乎與卡路里限制的成果相當。南加州大學長壽研究所的瓦爾特・隆戈最近為他的ProLon™蛋白質產品取得專利，這項專利產品的基礎，就是大幅減少動物性蛋白質中的胺基酸，用植物性蛋白質的胺基酸來取代。

仍然擔心你不吃肉，就會有蛋白質缺乏的問題嗎？真的不用擔心。優良的蛋白質來源有很多，尤其是大多數堅果與所有蔬菜，它們都能提供身體所需的所有營養，且不包括危險的胺基酸。另外，你也要考慮到過高的蛋白質攝取，對健康並沒有益處。二〇一八年一項針對六十五歲以上男性進行的研究顯示，過高的蛋白質攝取，既不會增加男性的淨體重、肌肉表現、身體功能或任何其他健康指標。

你的蛋白質需求可能比想像中來得低。隆戈博士與我都同意，大多數人每天只需要攝取每公斤體重〇點三七公克的蛋白質。所以一名體重六十八公斤的男性一天只需要二十五公克蛋白質，一名體重五十七公斤的女性只需要二十一公克。你可以用自己的體重乘以〇點三七，就能計算出你每天需要的蛋白質克數。

請記住，身體每天都會自行回收約二十公克的蛋白質。你體內的黏液（包括腸道黏液）含有蛋白質，腸上皮細胞主要也是蛋白質。當腸上皮細胞每天脫落時，你就會消化這些蛋白質，將它們重新吸收，既有效率又環保。因此，只要你的腸友們還能消化並幫助你吸收蛋白質，你幾乎不可能遇上蛋白質缺乏的問題。

順便提醒一下，你的新陳代謝方式和一隻禁食五個月、完全倚賴脂肪為生的熊是一樣的。熊每到春天才從巢穴出來，儘管很瘦，肌肉卻完好無損。若牠將肌肉當成燃料，就不用在春天狩獵了！這個道理同樣適用在你身上。

別擔心，即使你還沒有完全準備好放棄牛排和雞蛋，你仍然可以利用迴避肉類飲食所帶來的好處。隆戈博士已證明，每個月進行一次為期五天的「修正性純素禁食計畫」，每天攝取約九百卡路里，就降低IGF-1與其他老化標記值來說，效果與進行一整個月的傳統卡路里限制飲食相同。

在長壽悖論計畫中，你會利用這樣的「欺騙性做法」來規避mTOR，讓身體認為你正避居山洞裡過冬，即使你在白天依舊活力十足。也許你會想問，成長不是件好事嗎？為什麼我們要避免像是IGF-1之類的天然生長激素？這是另一個很好的問題，也帶我們進入下一個迷思。

迷思之三：生長激素促進青春活力

先想想一隻貴賓狗。標準型貴賓狗的年齡通常在十歲左右，迷你貴賓狗或約克夏梗犬則可以到二十歲左右。現在再思考一下，迷你貴賓狗與標準型貴賓狗有完全相同的基因，迷你貴賓狗只是以育種的方式，讓牠們體型變得更小而已。

狗的馴化始於中世紀的英國，當時只有世襲士紳才能飼養大型犬。所以農民祕密以育種的方式，讓大型犬的體型變小，他們就養得起不用吃太多東西，還可以幫忙捕捉有害動物的小型犬。當然，狗的體型越小，需要的熱量就越少。因此，小型犬比同基因的大型犬活得更長的原因，是否僅是因為牠們消耗的卡路里較少，以及其本質上就有卡路里限制的特性？

看起來也許有點奇怪，不過我認為這個想法很重要。大部分藍色寶地居民的身高都比全球平均身高矮了許多。此外，眾所周知，女性罹患冠狀動脈心臟病的比例比男性低，而且平均壽命長了七年。女性的平均身高比男性矮約十二公分。當然，相關性並無法證明因果關係，不過試著考慮一下：一項針對一千七百名死者的分析發現，身高相同的男女實際上擁有相同的平均壽命。

然而，我們整個社會始終相信，身高越高越好。我完全不同意這樣的想法，而且個人認為，人類這個物種身高變得越來越高，是一件相當可怕的事。在十九世紀末到二十世紀初，男性與女性的平均身高都增加了約十公分。坦白說，這樣的增長太過了。

那麼，為什麼我們會越來越高呢？毫無疑問，我們吃的東西與吃進的份量，扮演著重要的角色。在兒童飲食中有大量蔬菜的社會，他們成年後身材往往較短小精幹，且生小孩的時間往往也較晚。然而，當這些人的飲食轉變成食用較多肉類與精緻穀物時，他們的生長速度變得更快，身材也變得更高壯。舉例來說，西方飲食引入日本以後，在短短十五年間，日本人的身高顯著增加。自一九六〇年代起，印度人與新加坡人開始吃更多的西方加工食品，身高變高也許多，冠狀動脈心臟病的發病率更隨著身高上升。

生長期持續的主要缺點之一，是促進早熟，尤其讓女孩初潮時間提早。過去包括成長與消退週期在內的人類飲食，會讓生長緩慢，延後青春期的開始。一九〇〇年，女孩初潮來臨的平均年齡是十八歲，現在則提早了許多，有些甚至在八歲就已性成熟。這種早熟的情形通常會讓父母親擔心，因為**初潮較早者罹患乳癌、心臟病、糖尿病，與任何原因死亡的風險，相較會更高**。

數字不會說謊。針對美國退伍軍人、已故職業棒球員與法國男女的幾個研究都顯示，身高與壽命是呈反比。許多研究也揭示身高與癌症的關聯性。在一項研究中，青少年時期的快速成長導致十五年後，罹患癌症的機率高出80%。想知道另一個讓人毛骨悚然的事實嗎？一九七〇年代，我在醫學院求學期間，兒童癌症病房只有幾張床，現在已經擴大成整棟樓，甚至整間醫院。

我的同事進行了另一項研究，將美國二萬二千名健康男性醫生，按身高分成五組，在十二年後進行追蹤。即使在校正過醫生年齡後，結果仍然顯示，身高與癌症的發展呈正相關。這個情形讓人感到害怕，不過確實說得通；因為mTOR感受到體內能量所導致的IGF-1值變高，會促進細胞生長，這包括：長高的細胞，以及癌變的細胞。我們身高較矮的祖先並沒有生活在三百六十五天的生長週期中，因此他們的IGF-1並沒有像今天這樣不斷受到刺激。

隆戈博士的研究也描述了一群厄瓜多人的特徵，他們被稱為「拉倫人」（Larons，是以最早研究這群人的茲維．拉倫醫生命名）。拉倫人沒有生長激素受器，無法製作IGF-1。這些身材矮小的成年人沒有癌症與糖尿病，與在巴西另一組具有相同症狀的人相似。更有趣的是，當你阻斷小鼠體內的IGF-1受器，創造出「拉倫小鼠」，這些小鼠的壽命會比正常小鼠高出40%。限制這些小鼠的卡路里攝取，牠們甚至會活得更久，但是若給予牠們生長激素，就會破壞卡路里限制帶來的長壽效果。這證實：若你的目標是無癌症長壽，保持低水平的IGF-1是必要的！

另一個解釋是，若攝取糖與動物性蛋白質會增加體內的IGF-1值，那麼廣泛（至少週期性的）地減少攝取這些食物，才是該有的態度。換句話說，透過廣泛減少食物的攝取量，尤其是糖與動物性蛋白質，藉此人為促成消退週期，不但能調節生長，也能降低代謝率。你認為高代謝率是好事嗎？如果是的話，請你繼續讀下去。

迷思之四：高代謝率是健康的徵兆

還記得前面提到過的裸鼴鼠嗎？由於永遠不會因為衰老死去，而讓科學家感到困惑的動物。這種沒有毛的動物新陳代謝率特別低，我們大多數人可能都曾被告知，新陳代謝率低不是件好事。然而，**增加新陳代謝可以保持年輕苗條的概念**，**是完全是沒有事實根據的觀點**。高代謝率並不是燃燒卡路里的速度比較快的徵兆，而是表示新陳代謝效率低下，必須要更努力才能燃燒燃料。事實上，就如我的偶像羅伯．薩伯斯基（Robert Sapolsky）教授在他的著作《一隻靈長類動物的回憶錄：神經科學家在狒狒群裡的非傳統生活》（A Primate's Memoir: A Neuroscientist's Unconventional Life Among the Baboons）所述，代謝率低的雄性領袖可以將所有雌狒狒囊括其中，過著悠閒、無壓力的生活，而高代謝率的雄狒狒，體內的壓力激素水平較高，得花費更多精力覓食，而且，愛情生活更是糟透了！

之前你曾讀到，在面對壓力時，細胞會刺激新粒線體的產生，藉此提高燃燒的效率，這個作法本質上是給細胞引擎渦輪加壓。高代謝率恰恰相反，就像一輛加了一加侖汽油只能跑十公里的汽車。你的內部公寓希望盡可能節能，這也是為什麼它在必要時，出現這種渦輪增壓的狀況，循環利用身體裡能夠利用的一切，包括：腸道黏液與其他有用的死亡細胞部件等。事實上，細胞不讓死亡細胞堆積成垃圾，而是通過自體吞噬和其他細胞週期，來有效循環利用死亡細胞碎片，是長壽研究中非常重要的近期發現。

除了刺激IGF-1以外，食用動物性蛋白質會讓你快速老化的主要原因，在於動物性蛋白質需要大量能量才能代謝，如果你經常食用大量肉類，你的新陳代謝不會有機會減緩。這也是為什麼真正的肉食性動物一天中，大部分時間都在睡覺，這是為了節省能量，降低高代謝率。

只要觀察家裡同樣都是肉食性動物的貓狗，你就會明白我的意思。牠們肯定花很多時間在睡覺吧！你也可到動物園觀察一下長頸鹿；你會發現，牠們大部分都醒著。吃樹葉的長頸鹿好比高效率低污染的引擎。最近，我看到很多病人都加入了高蛋白的「生酮飲食」或純肉食飲食法，作為減重的策略。

是的，如果你想快速減重，攝取大量蛋白質確實是可行的，不過這種作法的原理就跟十二缸跑車差不多。如果你的目標是每隔幾公里就加一次油，讓荷包大失血，這確實是個很好的策略。跑車會讓人心跳加速，不過從長遠看來，油電車會讓你的心臟跳得更久。

在二十世紀初，研究人員首先提出長壽與新陳代謝率成反比的觀點，他們將之稱為「生命率」（Rate of living）。換言之，如果你持續高速燃燒能量，你很快就會燃盡。這就好比蠟燭兩頭燒。另一方面，低代謝率是「緩慢而穩定」的生活方式，它與我們能量生產的自然週期有關，有著成長期與消退期的交替。

我知道這樣的觀點一開始讓人很難接受，因為它違背了你被教導的一切。我許多病人起初都很害怕降低代謝率及甲狀腺素的數值——休息代謝率的主要驅動者。不過，我曾經看過，最健康的百歲人瑞的基礎體溫，始終維持在攝氏35～35.5度之間，而不是一般認為的攝氏37度。你使用能量來產生熱能與其他東西，而接下來會看到，以更低溫向前跑的才是贏家。簡單來說，身體想要節約能量，而不是浪費能量，來激發你的代謝率並產生熱能。

我有一些同事認為低代謝率能促進長壽的一項原因，在於較低的代謝率能減少細胞的氧化壓力。當粒線體使用氧氣製造能量時，同樣會產生稱為活性氧（Reactive oxygen species，ROS）的副產品。這些活性氧會導致氧化壓力，進而損害細胞。有個流行的理論主張，氧化壓力是老化的主要原因。然而，當研究人員觀察20～90歲受試者的代謝率與氧化壓力標記時，他們發現代謝率與氧化壓力並沒有相關性。此外，也沒有證據證明藍色寶地的居民所經歷的氧化壓力，比我們來得少。活性氧可能會造成衰老，不過是拼圖中非常小的一部分。我懷疑高代謝率產生的熱能，影響可能比較大。

高代謝率產生的熱能會讓你快速老化，這是因為當葡萄糖分子在一個叫「梅納反應」（Maillard reaction）的化學反應中與一個胺基酸結合時，會產生一種稱為「糖化終產物」（Advanced glycation end products，簡稱AGEs）的化合物。這種化合物的英文縮寫與英文的老化一詞相同，並非巧合！這是目前已知最強的化學鍵之一，它需要熱能來催化反應。你可以把它想像成讓蛋白質和糖一起產生「褐變」（Browning），它的本質就是如此。當你在烤架上烤牛排時，酥脆的焦面就是糖化終產物。你有沒有注意過，熱度越高，肉的表面越焦脆？哎呀，同樣的事情也發生在你的大腦、心臟，甚至皮膚上。隨著年齡增長而出現的「老人斑」與其他皮膚老化跡象，都是梅納反應的結果。

我的許多病人發現這種「色素沉著過度」（Hyperpigmentation）的情形，會隨著長壽悖論計畫的進行而逐漸消失時，都非常高興。事實上，許多年前，一對七十好幾的夫婦像往常一樣開著露營車，完成他們的年度「雪鳥」遷徙，在秋天從俄勒岡州回到棕櫚泉。那年秋天，他們前來做例行檢查時，太太告訴我，她先生在回程差點把他們給殺了。他在開車時，她注意到他握著方向盤的手背，原本好幾個深色的「肝斑」消失了。她喊道：「哈利，你看你的手！」說完，他下意識地猛轉方向盤好看看自己的手，結果車子差點偏離軌道！

他們見證了「去老化」卻差點結束了他甫延長的壽命，這件事讓我們取笑了一番。不過，你還是要注意一點：當你看到這個長壽悖論發生在自己的手上時，請你在不危及自己或他人的情況下，欣賞它！

在三百六十五天的生長週期中，葡萄糖、蛋白質與熱能一直都存在，所以你隨時隨地都在製造這些化學鍵（Chemical Bond）。研究結果清楚顯示，這種代謝狀態是老化與退化性疾病的根本導因。藉由降低代謝率的方式來降低熱能，是減少這些反應，進而減緩老化速度的最好方法。此外，由於這個反應需要蛋白質、糖和熱能，減少糖和蛋白質的攝取，也就成了長壽悖論計畫的重要關鍵之一。

事實上，醫生可能已經透過一種叫作「糖化血色素」（Hemoglobin A1c，簡稱HbA1c）的實驗室測試，讓你了解你老化的速度。這項糖尿病的常規測試，實際上，測量的是糖分與蛋白質結合後，附著在紅血球表面形成的硬皮。由於紅血球大約每兩個月會回收一次，你的糖化血色素值間接讓你了解形成一個巨大褐斑的速度，到底有多快或多慢。在我的診所裡，糖化血色素值低於五的人都能獲得一個金星。你的糖化血色素有多少？如果超過五點六，那麼你在長壽比賽中，可以說是遇上了大麻煩。

動物性蛋白質造成異常老化的原因還有一個，不過因為它非常重要，所以我將把它獨立出來說明……

迷思之五：隨著年齡增長應確保攝取大量的鐵

因為缺鐵，所以人會隨著年齡增長而有貧血的問題，對吧？別忘了，「巨力多」（Geritol）這種富含鐵的營養補充劑，曾在一九五〇至一九六〇年代大肆流行，是用來治療缺鐵性貧血。結論別跳太快。事實上，人體內鐵的累積在加速老化過程中，有著非常重要的作用。丹麥與瑞典的研究人員研究了數百萬名捐血者，藉此了解頻繁捐血是否會導致血液中鐵的含量降低。他們發現在校正年齡與其他健康狀況的因素之後，**頻繁捐血者比不頻繁捐血者長壽了許多。這是因為捐血會減少他們體內的鐵含量。同樣地，女性活得比男性長的一個較不明顯的原因，是因為女性的大半輩子，每個月都會失去大量的鐵**。

在另一項探討鐵的功能的研究中，四天大的蛔蟲被餵以鐵，很快就老化成和十五天大的蛔蟲差不多。蛔蟲的生命週期也不過就四週左右。因此，額外的鐵實際上縮短了蛔蟲三分之一的生命！

鐵會讓我們變老，因為它會干擾粒線體功能。你可能已經知道，鐵是血紅素的組成份子，血紅素是紅血球中的一種物質，能將氧氣輸送到全身。你的粒線體利用氧氣「消化」葡萄糖或脂肪來產生能量。因此，表面上看來血液中的鐵越多，能夠抵達粒線體的氧氣就越多，粒線體就能製造更多能量。然而，事實似乎恰恰相反。

在懷俄明大學二〇一八年的一項研究中，研究人員觀察小鼠的粒線體，發現血液中鐵濃度較高的個體，粒線體的氧氣會不足。而當他們研究患有亨丁頓舞蹈症（Huntington's disease）的小鼠時，這些小鼠的粒線體同樣也出現鐵的過度累積。而腦部神經元死亡是因為缺乏粒線體功能。如果你的粒線體無法獲得氧氣產生能量，細胞就會死亡。這讓我們了解其他神經疾病的途徑，例如帕金森氏病、阿茲海默症與肌肉萎縮性脊髓側索硬化症（Amyotrophic lateral sclerosis，俗稱漸凍人）等。

事實上，**研究顯示，隨著年齡增長，血液中含鐵量的增加，會提高罹患阿茲海默症的風險**。而在那些沒有罹患阿茲海默症的人中，腦成像技術顯示認知功能障礙與鐵質沉積之間極其相關。研究人員甚至辨識出一種新的細胞死亡模式，稱之為「鐵依賴型細胞死亡」（ferroptosis），就是與大腦中的鐵過多有關！

此外，另一項有關鐵對大腦功能影響的研究顯示，當帕金森氏病患者，藉由捐血的方式降低體內鐵含量時，他們的症狀會明顯減輕。鐵造成老化的能力令人吃驚，而鐵是大量存於動物性蛋白質的成分。

儘管如此，當巴西的研究人員在體內鐵含量高且有記憶障礙跡象的小鼠，大量注射一次丁酸鈉時，小鼠的記憶就有所改善。同樣地，若你給腸友吃合適的食物，它們會製作丁酸鹽，用丁酸鹽來傳遞訊息，告訴粒線體提高能量產出。那麼，粒線體中鐵的累積，是否為姐妹之間的交流線路被劫持的徵兆，還是說，擁有更快樂、更健康的腸，有助於保護你免受鐵所造成的老化？令人驚訝的是，兩者都有可能。

我想要告訴你的是，少吃點牛肉、豬肉和羊肉，以及降低其他動物性蛋白質的攝取，希望走筆至此，你已經被說服，了解到限制動物性蛋白質攝取帶來的好處。所以，讓我們繼續聊聊有關脂肪這個大部分人都很喜歡的營養來源的迷思。

迷思之六：飽和脂肪不應被妖魔化

你在《時代》雜誌封面曾看到過，也在暢銷書裡讀過，我們對動物脂肪的恐懼是建立在假新聞與假研究的基礎上。好吧，我亟欲揭穿「原始人飲食」與「生酮飲食」社群，長久以來認定動物性飽和脂肪，如：奶油，對人體有好處的迷思。這些脂肪對人體有害的整個想法，源於數十年前安瑟爾．凱斯（Ancel Keys）這個傳奇人物。

凱斯是明尼蘇達大學的科學家，他在第二次世界大戰期間受政府委託，研究士兵的營養問題。凱斯發明了所謂的「K口糧」，這是二戰期間為軍隊提供食物的包裝食品。當艾森豪總統在一九五〇年代心臟病發作時，凱斯被邀請擔任總統的飲食顧問。自戰爭時期以來，他一直致力研究飲食對健康、長壽與心臟病的影響。他以「七國研究」打響名氣，這個研究分析了七國人民的飲食習慣與他們的心臟病發病率。研究顯示，動物脂肪攝取與心臟病相關。

凱斯向WHO提交了他的研究成果，脂肪（尤其是飽和脂肪）是心臟病發病的主要原因之想法，也因此扎根。麥戈文委員會（當時的總統候選人喬治．麥戈文）使用凱斯的數據，引導新政府發明了「飲食金字塔」（Food pyramid），這是飽和脂肪首次被妖魔化。低脂食品熱潮於是開始。食品製造商試圖去除產品的脂肪，產品也得好吃，所以加了什麼進去？你猜到了：糖！

與此同時，美國食品藥物管理局（Food and Drug Administration；簡稱FDA）與農業部在厄爾．布茲（Earl Butz）的領導下，制定了補貼玉米、小麥與大豆生產的政策，並將全穀物碳水化合物當成健康飲食的基礎來推廣。這是我們今日看到人類健康與壽命下降螺旋的開始。

近幾十年來，凱斯因涉嫌挑選對自己有利的數據而飽受批評，甚至被妖魔化。他著手進行超過七國的調查，許多人相信他把不符合其假設，亦即攝取脂肪會導致心臟病的數據捨去。對凱斯的強烈反對，讓許多人重新擁抱動物產品中的飽和脂肪，造成原始人飲食與生酮飲食的流行。然而，我相信凱斯遭受了不公平的待遇。近期對凱斯數據的分析證實，凱斯完全沒有挑選對自己有利的數據，即使把來自其他國家的數據加回去，動物脂肪攝取與心臟病之間的關聯性，仍然是顯而易見的。

凱斯出問題的一個地方，是沒有區別出飽和動物脂肪與植物脂肪。後續研究清楚顯示，植物脂肪與心臟病呈負相關，動物脂肪與心臟病呈正相關。不過值得稱讚的是，凱斯確實表示，飽和脂肪（主要來自動物）對壽命的影響，比單元不飽和脂肪來得更糟（單元不飽和脂肪主要來自橄欖、堅果與酪梨等植物）。

親愛的讀者，如果你一直都有跟上我所講的，可能已經發現凱斯的研究到底錯過了什麼。動物脂肪通常出現在哪裡？是的，它存在於動物性蛋白質中。無論是多汁的牛排、豬肋排、義大利香腸（Salami）或雞肉，只要有脂肪，就有蛋白質，而只要有蛋白質，就有火、熱能啊！我反覆研讀凱斯的所有研究，就我所知，他從未挑出這個重要的關聯。

凱斯博士退休後，去了義大利南部，住在阿恰羅利附近的一個小村莊。阿恰羅利的百歲人瑞人均值，比世界上任何地方都多，這些人食用大量的橄欖油。我有幸見到凱斯博士的前管家，他證實這位最早的抗脂肪改革鬥士確實鍾愛橄欖油！凱斯博士到老都很健康，一直到一百零二歲生日前夕才去世，這讓他坐穩了最長壽營養學家的寶座。

讓我們來看看哪些是利於長壽的脂肪來源。它們全都來自植物，這並非巧合。凱斯博士不是傻瓜，他選擇了橄欖與橄欖油。橄欖油的主要脂肪是一種叫作「油酸」（Oleic acid）的單元不飽和脂肪。不過，有預防心臟病、認知衰退、阿茲海默症與神經炎症的脂肪，並不是油酸，而是橄欖油裡所含的「多酚」。這主要是因為這些植物化合物能刺激細胞的自體吞噬，促成細胞循環。

不要忘了，向細胞發送訊號刺激自體吞噬的正是你的腸友。我們的腸道細菌非常喜愛橄欖油裡的多酚，我試著讓自己一週吃下一公升橄欖油，就如藍色寶地居民所為。堅果的單元不飽和脂肪與多元不飽和脂肪含量也很高，對心臟病有顯著的保護作用。為什麼？因為它們和它們所含有的益菌生纖維，同樣也為腸友所愛！吃開心果、核桃與杏仁（拜託請吃剝皮杏仁）都能增加你體內能製造丁酸鹽的細菌數量，其中核桃與開心果的作用更是大幅超越杏仁。

我有些在原始人飲食社群的朋友，同樣也對丁酸鹽的顯著效果感到興奮，試著以吃下更多奶油的方式，來獲取更多丁酸鹽。奶油確實是少量丁酸鹽的來源，但很不幸的是，如果你想要長壽健康的生活，吃太多乳製品並不是個好主意。而這也就讓我們進入第七個也是最後一個迷思。

迷思之七：牛奶對身體好

你有沒有注意到，之前討論到藍色寶地時，那裡的居民不但很少吃肉，而且食用的是用山羊奶或綿羊奶製成的乳製品，而不是牛奶的？姑且將之稱為運氣或直覺性智慧（或口味偏好）。不論是什麼，這顯然是幫助那些人長壽健康的原因之一。

我來解釋一下為什麼。大約二千年前，北歐乳牛的一個自發性突變改變了牛奶裡蛋白質的類型，從A2酪蛋白（casein A2）變成A1酪蛋白（casein A2）。在消化過程中，A1酪蛋白可以轉化成β-酪啡肽7（β-casomorphin-7）。這是一種類鴉片肽（opioid peptide），會附著在胰臟內製造胰島素的細胞上，引發免疫攻擊，從而引起發炎反應；這可能是第一型糖尿病的主要導因。

全世界最常見的乳牛品種是荷斯登乳牛（Holstein），牠們所產的牛奶就含有這種有問題的蛋白質。許多人都注意到，牛奶會為他們帶來腸胃問題，或是產生過多黏液。你現在已經知道，黏液是我們身體對抗其他外來蛋白質——例如：凝集素——的主要防禦機制，不過在大多數情況下，是A1酪蛋白造成的問題，並不是牛奶（或乳糖）本身。

此外，以傳統方法飼養的牲畜與其乳製品中，摻和了各種抗生素與年年春，這些都會讓你的腸友逃之夭夭。除了我們稍後會討論的一些重要例外，食用乳製品根本不利於長壽健康。如果你選擇吃乳製品，請效法我們藍色寶地的朋友們，選擇山羊奶或綿羊奶的乳製品。山羊、綿羊與水牛都沒有受到突變的影響，因此牠們的牛奶仍然含有較健康的酪蛋白A2。另外的好消息是，瑞士、法國與義大利的大部分乳牛仍然含有A2酪蛋白，不過請注意：大部分所謂的「瑞士乳酪」實際上並不來自瑞士！

另外，請不要把純牛奶當成飲料，尤其不要讓小孩這麼喝。牛奶含大量類胰島素生長因子IGF-1，畢竟它主要是要讓牛犢趕快長大。母乳中的類胰島素生長因子與之相比含量低了許多，因為人類原本就應該要慢慢成長。正如我們前面提到的，快速生長在很多層面都會帶來問題。所以，**請對牛奶說不，牛奶對身體並沒有好處**。

如果你開始擔心我要你把乳製品、動物性蛋白質，以及所有你最喜歡的動物脂肪來源，從飲食裡去掉的話，那你該高興點，因為我沒打算這麼做。你不必吃純素或吃素，就可以遵循長壽悖論計畫的飲食（如果你願意的話，確實應該朝著素食的方向努力）。不過，在我們開始進行計畫之前，我想解釋一下我們迄今所討論的這些到底有何相關。你身體的每個部分，從心臟到大腦，再到肌肉骨骼系統，甚至皮膚，都會因為同樣的原因與機制，而老化與再生。當然，這全都得回到腸道。

第二篇

談談我的新生

你現在知道，我們歸咎於「正常」老化過程導致的大部分身體退化，實際上是腸壁與微生物群落劣化的結果，同時也因為熱能造成的梅納作用，讓糖和蛋白質在體內黏成一塊。然而，這種衰退並非不可避免，如果你能善待腸友，反而能越活越年輕。最重要的是，你專注在腸道這個區域的努力，將會替身體帶來系統性的變化。在接下來的章節中，我們將會探討腸道健康如何影響體內的每個系統。當你以正確的方法對待腸友，你不僅能改善腸道健康，也能改進心臟、大腦與關節的健康狀態，更不用說這也有益減重，同時讓皮膚變好。完成計畫以後，你會得到一個閃閃發亮的新公寓，內內外外都是高生產力的快樂居民！

Chapter 4 從內到外變年輕

心臟病是一種自體免疫疾病

我們經常認為心臟病是無可避免的人體老化過程之一。我們被教導所有人的心臟都會隨著年齡增長慢慢衰弱，一段時間過後，你可能需要吃藥或做幾次外科手術，也許換個瓣膜、擴張動脈之類的，直到心臟完全停止跳動。這是正常的，對吧？畢竟，當我在醫學院就讀時，我受到的教導是，心臟病是漸進性的過程，身為醫生，我們只能盡力減緩病程。

心臟病並非不可避免，而且可以不經由手術或藥物來反轉的概念；與我作為一名心臟外科醫師與心臟病學家所曾經相信的一切，以及許多人與他們的醫生仍然相信的一切，都背道而馳的。然而，如果我告訴你，過去你所認知有關心臟病的一切，其實都是錯的呢？經過幾十年來，對心臟的觀察，我可以說是非常了解它。我用雙眼看到的一切，不但證明我被教導的心臟知識是錯的，而且有關我們整個身體與整體健康的知識也是錯的。基本上，這全都得回到免疫系統，與腸道有關。

在我職業生涯的早期，我治療過的許多成人患者都抽菸，他們的動脈硬化斑塊，通常發生在冠狀動脈的第一段或前段。我的外科同事和我總是發現，除了這些阻塞之外，這些吸菸者的血管還很漂亮，這也讓我們的工作相對容易許多，我們只要用新的動脈或靜脈跳過這些阻塞，將這段新血管縫到另一段漂亮有彈性的順流血管上就可以了。此外，大部分吸菸者都很瘦，所以手術操作相對容易！

隨著時間推移，我開刀的冠狀動脈疾病患者中，出現越來越多不吸菸者。相反地，他們有代謝症候群、第二型糖尿病與胰島素數值高等問題，且大部分都超重或肥胖。而且幾乎所有人，無論男女，都有大量的腹部脂肪。

我們在不吸菸且具有代謝症候群的患者身上，所看到的血管退化過程，和吸菸者的狀況完全不同。這些患者整個血管有多處動脈硬化斑塊，不像吸菸者多為一個斑塊加上後段漂亮無阻塞的血管。更糟的是，他們所有的冠狀動脈都嚴重發炎。在我們打算放置繞道的地方，血管內壁佈滿了糊狀的斑塊。事實上，我們很難找到一個看起來乾淨健康的地方，做繞道手術，真的令人很苦惱。

後來，我開始和搭擋雷納德．貝里博士（Leonard Bailey）從事嬰兒心臟移植手術（貝里博士是這個專業的創始者）。貝里博士推斷，如果我們在剛出生幾天，且除了心臟移植以外沒有其他方式可以治療的嬰兒，身上進行心臟移植手術，他們不成熟的免疫系統可能會接受外來心臟，將外來心臟當成自己的心臟，從而減少使用免疫抑制劑的需求，不至於像成人移植手術後，必須大量使用免疫抑制劑。

當接受心臟移植的嬰兒長大後，我們請他們前來進行例行的心導管介入性檢查，我們透過通往心臟的大動脈把導管伸進去，在螢幕上觀察心臟與冠狀動脈，以確保一切正常運作。沒想到，這些孩子的心血管看起來和成年糖尿病患者一樣，發炎的冠狀動脈上上下下到處都是斑塊！

這是讓我認為所有冠狀動脈心臟病本質上都是免疫疾病的第一條線索。儘管我們認為在預防心臟肌肉排斥反應方面做得很好，但孩子們的免疫系統卻已將含有捐贈者細胞的血管視為異物，並攻擊血管表面。血管增厚的情形，是免疫系統與外來蛋白質正在戰爭的跡象。這在接受移植手術的孩子身上完全說得通，因為血管確實是外來的；他們的免疫系統當然無法友善對待這些外來者，而且會持續發動攻擊。血管增厚是戰爭的表現。

但是，到底什麼原因導致糖尿病患者的動脈，看起來和接受心臟移植的兒童患者一樣？這些患者的免疫系統也在攻擊自己的血管嗎？如果答案是肯定的，這又是為什麼呢？在找尋問題的答案過程中，我發現了本書所納入的許多資訊，也完全打翻我對冠狀動脈疾病的所有認知。

我在替風濕性心臟病（Rheumatic heart disease，簡稱RHD）患者進行心臟瓣膜置換手術時，發現下一個線索。RHD由風濕熱（Rheumatic fever）所引起的，會導致心臟、血管與關節發炎。風濕熱是鏈球菌性咽炎的併發症，鏈球菌性咽炎常見於兒童，是感染β溶血性化膿鏈球菌（β-hemolytic streptococcus）所致。如果你曾經感染這種鏈球菌，並因此患上風濕熱，你可能過一段時間後就康復，整個狀況似乎也平靜下來。不過，在你不知道的情況下，免疫系統會對鏈球菌細胞壁產生抗體，並持續監控它在血液中存在的情況。

你可以把這個看作是警察在每個社區佈告欄掛上「通緝」的嫌疑犯畫像。警察的嫌疑犯畫像通常能讓你對壞人的外貌有不錯的概念，不過並不是百分百準確。而這張特定的畫像又恰巧與構成心臟瓣膜的細胞相當類似。就如我之前所言，你體內的類鐸受體會不斷掃描全身，尋找蛋白質或外來物質，如：脂多醣，能夠符合它們尋找條件的型式。你的心臟瓣膜細胞恰好含有和鏈球菌細胞壁差不多但不一樣的型式。

當警察正在尋找海報上的嫌犯，結果遇到看起來很像的人，你認為會發生什麼事？你猜對了——誤認的狀況！在風濕熱的倖存者身上，這種情形日復一日、年復一年地發生，一直到心臟瓣膜慢慢損壞，需要更換為止。當我一遍又一遍地做著這些手術，我意識到這些功能失調的心臟瓣膜，內裡看起來和我那些過重的糖尿病代謝症候群患者，身上糊狀鈣化的血管非常類似。靈光一閃，**我發現在這兩種類型的病人身上，「心臟病」都是由免疫反應所引起，或是說體內的警察抓錯嫌犯，而做出的錯誤反應**。

好吧！風濕熱患者的心臟瓣膜遭受破壞，是因為心臟瓣膜細胞看起來非常像外來細菌。不過糖尿病患者的血管又是怎麼回事呢？令人吃驚的是，我的下一個線索來自大象。在野生環境中，非洲象只吃樹葉，沒有已知的冠狀動脈病例。然而，由於棲地遭受破壞，成群的大象現今卻在草原上吃草，或是被餵以乾草與穀物。現在，這些動物患有嚴重冠狀動脈疾病的機率高達50%。單純的飲食改變真的能讓患病率顯著上升嗎？確實如此！請記住，當你的微生物群落和免疫系統遇上新的外來蛋白質，如：禾草與穀物之類的單子葉植物的凝集素（與雙子葉植物的凝集素完全不一樣），你的腸友並沒有「吃掉」這些凝集素的能力，也無法教育你的免疫系統去容忍它們。

也許你會問：大象的飲食可能讓牠們生病，不過同樣的生物現象是否也適用於我們這種體重少了好幾噸的哺乳動物呢？是的！人類與大象的共同點比你想像中的還要多。我們都擁有一種特殊的醣分子，會造成凝集素與動脈結合。這種凝集素結合醣稱為N乙酰神經胺酸（簡稱Neu5Ac），它是位於血管壁與腸壁的吸收細胞（腸上皮細胞）。大多數的哺乳動物的腸壁與血管壁上有一種不同的醣分子，稱為N羥基乙醯神經胺酸（簡稱Neu5Gc）。大象並沒有這種分子，而人類在八百萬年前失去了製造這種分子的能力，也是在那個時候，人類的腸道細菌進化了，我們的演化的方向也與黑猩猩和大猩猩偏離。

凝集素會與Neu5Ac結合，卻不會與Neu5Gc結合，穀物凝集素尤其如此。這就解釋了為什麼圈養的黑猩猩在吃了以穀物為主的飲食之後，並不會罹患動脈粥狀硬化或自體免疫疾病，但是吃草的大象卻會。黑猩猩沒有會結合凝集素的醣分子，不過大象和人類卻有，所以當我們像大象一樣吃下禾草與種子時，也就替心臟病與自體免疫疾病奠下了基礎。

告訴蛋白質不要再打一一九了

Neu5Ac存在血管與腸壁上，這是消耗大量動物性蛋白質，進而導致嚴重老化的另一個原因。請記住，我們吃下的動物（牛、豬、羊），其血管壁上並沒有Neu5Ac，但有Neu5Gc。當你吃下Neu5Gc，你的免疫系統會感應到外來入侵者，請求防禦。Neu5Ac和Neu5Gc的分子結構非常相似，因此「警察」常常會把它們搞混。當警察在搜尋入侵者（Neu5Gc）並發動攻擊時，它們有時會誤擊血管壁上毫無防備的Neu5Ac。這是另一個被己方誤傷而導致心臟病發生的例子。不過魚肉、貝類與家禽則全都有Neu5Ac醣分子。

自從我使用一種已通過臨床驗證的新型血液測試，藉此預測病人在未來五年內，心臟病發作或發展為心絞痛的機率之後，我已經在許多病人身上看到這種免疫攻擊的證據。此種測試是藉由評估血管內發生的損傷與修復時，產生的生物標記來進行。簡單地說，如果你有自體免疫疾病或凝集素敏感的問題，這個測試會發生在自身血管上，由一種稱為介白素-16（簡稱IL16）的細胞介質發出請求，所造成的自體免疫攻擊。

如果免疫系統是你內部公寓的警力，你可以把IL16想成帶有衛星定位系統協助的119接線生。它會提醒警察，讓警察能趕到確切的位置。這個測試讓我發現，患者血液中的IL16值過高是一個訊號，顯示警察不斷地被請求到血管支援，尋找入侵的Neu5Gc及凝集素，結果最後反而攻擊了血管本身。

我要求許多具有心臟病即將發作症狀的患者，將牛肉、豬肉與羊肉從飲食中去除，並限制高凝集素食物的攝取。當我重新為他們進行血液檢測時，他們的IL16值大幅度降低，在部分患者身上，IL16值降到原本的一半。這代表他們在未來五年內罹患心臟病的可能性，因為減少對特定動物性蛋白質與凝集素的攝取而降低。法國巴黎薩克雷大學與羅馬林達大學的研究人員也以更大的樣本數獲得相似的結果。當他們在五年內觀察超過八萬一千人的蛋白質消耗量，然後在九年後進行心臟發病率的追蹤，他們發現攝取更多動物性蛋白質的人，在研究期間因為心臟病致死的可能性，比攝取植物性蛋白質，如：堅果與種子的人高出一點五倍。

相當讓人深省吧！我來自畜牧業發達的地區，如果不是證據充分顯示，攝取動物性蛋白質會造成危險的發炎反應，對長壽是巨大的災難，我也不會如此大量地減少自己動物性蛋白質的攝取。事實上，我在奧古斯塔大學喬治亞醫學院的同事，在二〇一八年的一項研究發現，喝下一杯奶昔造成的免疫反應，類似嚴重感染所引發的免疫反應。

此外，二〇一八年的一項研究證實了炎症性腸病與心臟病之間的關係（炎症性腸病簡稱IBD，是潰瘍性結腸炎與克隆氏症與的總稱，兩者都是自體免疫疾病）。這項為期三年、對二千二百萬名患者進行的研究發現，IBD患者罹患心臟病的機率幾乎是非IBD患者的兩倍。在調整年齡、種族、性別，甚至傳統心臟病風險因素之後，研究人員發現，IBD患者心臟病發作的機率仍然比非IBD患者高出23%。

這些數據不但證實了心臟病與自體免疫之間的關係，也說明了一個事實：包括心臟病在內的所有疾病都始於腸道。當你的腸友對警察發出攻擊信號時，結果就是自體免疫疾病，如：IBD，以及心臟病發作風險增加。果然，克利夫蘭大學醫學中心針對六百多名中年婦女進行的一項研究發現，**腸道細菌多樣性越高，動脈就越不僵硬。當壞菌接管了腸道時，就會讓你的血管變僵硬，大大增加你罹患心臟病的可能性**。

心臟病學界有一句老話：**你的實際年齡與動脈彈性有關**。有新證據顯示，腸道細菌所產生的特定化學物質（確切來說指的是：氧化三甲胺、對硫甲酚、對甲酚葡糖苷酸與苯乙醯谷胺醯胺），實際上會刺激發炎反應，進而造成動脈粥樣硬化。

值得慶幸的是，紅酒與橄欖油裡的多酚化合物，能重塑並教育腸道微生物群落，讓它們停止製造這些化學物質。一直以來，我們都認為紅酒與橄欖油可以預防心臟病，不過並不是以我們原本懷疑的方式。事實證明，紅酒與橄欖油是藉由直接改變腸道的方式來保護你。

膽固醇是無辜的旁觀者

當我向患者解釋心臟病始於腸道時，患者最常有的反應是「但是醫生，那膽固醇呢？心臟病的導因不是膽固醇嗎？」好吧！現在讓我們來看看膽固醇與心臟病之間真正的關係。

早在二十世紀初，俄羅斯科學家尼可萊・阿尼奇科夫（Nikolai Anichkov）就提出一個觀點，認為食用膽固醇會導致心臟病。他觀察到，病變的動脈管壁所含的膽固醇，為健康血管壁的二十倍，因而聲稱是攝取膽固醇造成這些變化。好吧，這麼說是有道理的，不過這真的表示膽固醇導致心臟病？精明如你，應該已經知道答案了。

當時對阿尼奇科夫理論提出質疑的一個主要人物，是我們的朋友安瑟爾．凱斯。凱斯相信，飽和脂肪會造成血膽固醇濃度上升，進而引發心臟病。不過，他堅稱這與藉由飲食攝取的膽固醇無關。結果證明，凱斯對了一半。凱斯在研究中發現，改變飲食攝取的膽固醇指數，對於血膽固醇的影響相對較小。然而，他確實注意到，許多心臟病患者都有相當高的血膽固醇濃度，而且高血膽固醇度與胰島素阻抗和糖尿病有關，這樣的觀點在當時是相當先進的。他得到的結論是：**「包括人類在內的所有動物，都有很高的膽固醇合成能力。」藉由飲食攝取大量膽固醇並不會增加一個人罹患心臟病的風險**。

而近期的研究證實，膽固醇攝取與心臟病並沒有直接關聯。一九九〇年代，著名的《救命飲食》（the China Study），仔細檢查了六十五個中國偏遠地區農村社群的健康與飲食習慣，健康報告顯示：**膽固醇攝取與高血膽固醇都與心血管疾病無關。相反地，血液中三酸甘油酯數值與心臟病則呈正相關**。

始於一九四八年的佛雷明罕心臟研究（Framingham Heart Study），是一項備受尊崇的縱向心血管風險研究，它的研究對象是美國麻薩諸塞州一個小鎮的居民，目前已經到了第三代。該研究的數據顯示，相較於血膽固醇濃度，ω3指數（紅血球細胞膜中ω3脂肪酸的總量）是更好的心臟病預測指標。在這項研究中，具有最高ω3指數的人（前兩個月血液中ω3脂肪EPA與DHA的測量值），其死亡風險比ω3指數最低的人整整低了33％。（由於ω3脂肪酸具有消炎作用，因此它們可以保護你免於心臟病的困擾。）不過，當研究人員分析這些數據，用總膽固醇數值取代ω3指數，然後檢驗同一個統計模型時，發現膽固醇數值與心臟病並無關聯。

那到底是怎麼回事？如果膽固醇不會引起心臟病，心臟病患者的動脈斑塊裡為什麼會有膽固醇？我通常向患者解釋我從邁克爾．狄貝基（Michael DeBakey）醫師身上學到的東西，狄貝基醫師是心臟手術之父，我很榮幸能在他晚年認識他。狄貝基醫師曾在一九五〇年代說過，**膽固醇與心臟病沒有關係，它只是一個被血管表面發炎反應纏住的無辜旁觀者**。

為了了解這一點，讓我們先退一步，仔細看看膽固醇本身。當你吃下過多的澱粉、糖或蛋白質，任何你不需要立即當成燃料的東西，都會被運到肝臟，在那裡轉化成一種稱作「三酸甘油酯」的脂肪。接下來，你需要移動的貨車，也就是低密度脂蛋白（簡稱LDL，是一種膽固醇），將三酸甘油酯從肝臟運送到身體各處的細胞。一旦三酸甘油酯被運送到細胞，就會被儲存成脂肪，或是用來製造激素。實際上，你體內至少有七種不同尺寸的膽固醇貨車，也就是LDL，其中包括四家有大型貨車與強壯搬運工的專業搬家公司。這是你體內另一個完美有效率的系統。

不過，問題發生在三百六十五天的生長週期，你體內有許多三酸甘油酯，造成這些貨車（又大又蓬鬆的LDL顆粒）都被塞得滿滿的。然後，你只得請一些比較不專業的幫手，帶著它們的小貨車（又小又緻密的LDL顆粒）把更多三酸甘油酯，綁在它們的後面運輸。這相當於人們在高速公路上行駛時，把一堆東西綁在旅行車上頭，結果床墊飛到路上，給其他人帶來危險。下次你想像你的冠狀動脈時，想想那塊擋路的床墊！你應該就會明白了吧！

那麼，所謂的好膽固醇，也就是高密度脂蛋白（簡稱HDL）呢？它們是資源回收車。它們從肝臟被派出去時是空的，用來接載你儲存的脂肪。理想情況下，在消退期（食物減少），你的身體會需要派出許多資源回收車，接載所有額外儲存的脂肪，將它們載回去重新利用。換言之，在你吃下許多糖與蛋白質的生長週期中，你的LDL數值會增加，藉以把三酸甘油酯運去儲藏，而你的HDL數值會下降，因為你還不需要資源回收車，去把它們運回來。

身體是很有效率的，在你不需要HDL時，身體就不會浪費能量去製造。然而，在消退週期時，則需要HDL。在吃下的食物不多時，你的三酸甘油酯數值會下降，因此你不需要貨車（低密度脂蛋白）把脂肪載去儲存，而是需要資源回收車去把原本的倉儲載回來，重新運用。

少有醫師會體認到分析膽固醇數據的最佳方法，並不是比較HDL與LDL，或是比較HDL與總膽固醇，而是觀察HDL與三酸甘油酯的比例。事實上，在最近一項針對六萬八千名老年人的研究中，並沒有發現LDL數值與總死亡率（all-cause mortality）的關聯。你聽到了嗎？完全沒有關聯。但是，過高的三酸甘油酯指數卻表示健康有問題。**一個基本的指導原則，你的HDL數值應該要等於或高於你的三酸甘油酯指數，這基本上表示你回收的脂肪比儲存的還要多**。然而，在我們目前的三百六十五天生長週期中，大多數人的比例卻恰好相反。

那麼，為什麼有這麼多人，包括你的醫師和我的大部分心臟病學同事，仍然相信高膽固醇數值會導致心臟病？想像一下，你是一個外星人，正繞著我們的星球移動，觀察下面的生物並向最高指揮部匯報。你合理地觀察到，救護車會導致車禍。畢竟，你每次看到車禍，附近都有一輛救護車，這被稱為關聯；它無法證明因果關係。這聽起來可能很愚蠢，不過在描述心臟病時，同樣的事情也發生了。當警察攻擊血管時，那裡正發生戰爭，而膽固醇就像救護車一樣，被捲入混戰了。

這就是為什麼膽固醇會出現在動脈斑塊裡的原因，並非因為膽固醇先造成斑塊，而是因為那些小貨車、貨車與資源回收車，全部都因為警察發動攻擊，而被塞在車陣裡動彈不得。早在一九五〇年代，狄貝基醫師就是對的：**膽固醇不會引起心臟病，它只是一個被捲入暴力事件的無辜旁觀者**。

我的許多同事都指出史他汀類藥物（Statin drugs）的成功，是膽固醇導致心臟病的證明，這類藥物能夠降低膽固醇指數，而且可能稍微減少動脈斑塊。然而，我倒認為這恰好證明了相反的事實。我們過去認為，史他汀類藥物會透過降低膽固醇指數的方式來治療心臟病，因為隨著膽固醇指數降低，心肌梗塞的發生也會降低。不過請記住，關聯並不代表因果關係。我們現在知道，實際上，史他汀類藥物是透過降低發炎反應以發揮作用。發炎反應減少，被卡在戰區的膽固醇也會減少。

史他汀類藥物是透過阻斷類鐸受體的表現來發揮作用。你應該還記得，類鐸受體是免疫系統用來辨識訪客友善與否的掃描器。類鐸受體會尋找模式來辨識身分，它們特別會尋找脂多醣與類似脂多醣的任何物質。當類鐸受體找到這樣的物質時，就會發出警報。史他汀類藥物能有效阻止類鐸受體報警。結果就是發炎反應減少、斑塊減少，被捲入混戰的膽固醇也減少。LDL的減少只是史他汀類藥物的一個附屬作用，並不是史他汀類藥物能有效治療心臟病的原因。

喔！讓我們再次向酷愛黏液的腸友「嗜黏蛋白艾克曼菌」（Akkermansia muciniphila）致意。在一項關於基因改造小鼠動脈粥樣硬化的研究中，嗜黏蛋白艾克曼菌可以預防心臟病，即使在小鼠被餵予高動物脂肪的西方飲食時，仍是如此。

包括我在內的許多科學家現在都相信，當血管壁在免疫攻擊中受損時，膽固醇會被當成修補受損血管壁的補片。甚至有一些重要文獻證實，血液中的脂多醣越多，就越需要更多膽固醇將它們黏合，避免造成損害。我覺得這個觀點非常有趣，尤其是在敗血症的患者身上，膽固醇指數都會出現突然飆高的情形。這是否意味著膽固醇是一種吸收侵入者的內建系統？

我很喜歡這個理論，它認為有些人膽固醇過高的原因，是因為他們實際上有腸漏問題。當侵入者溜過腸道屏障時，身體會製造更多膽固醇，好把侵入者吸收掉。毫無疑問，為腸友吃下最多營養食品，而且沒有腸漏問題的身體，膽固醇水平往往也很低。

這是否意味著腸友和腸壁決定了你的膽固醇指數？你可能覺得這個想法很瘋狂，不過你可以看看基塔瓦人的例子。基塔瓦人以長壽著稱，他們的飲食中含有大量椰子油，一般認為這會導致高膽固醇指數。然而，除了椰子油以外，他們其餘的飲食是以芋頭為主，而芋頭能夠滋養並保護他們的腸道。所以事實上，基塔瓦人的膽固醇指數非常低。

三酸甘油酯才是真正的敵人

我告訴患者，我並不擔心他們的膽固醇指數，但很關心他們的三酸甘油酯。攝取任何糖或單鏈澱粉就會造成三酸甘油酯上升，是的，這當然包括水果在內！果糖是水果中主要的糖分，它實際上是一種毒素，會直接傷害細胞並破壞粒線體的功能。為了解決這個問題，身體會將大部分果糖直接送到肝臟，在那裡將果糖轉化成三酸甘油酯和尿酸。剩餘的部分（約30%）會被運到你的腎臟，直接毒害你的泌尿系統。那麼，我們為什麼仍然將水果視為健康食品呢？如果按正常的週期享用水果，它們還是可以被視為健康食品，也就是說，在夏季的自然生長週期內，享用當季的新鮮水果。當我們只在夏天吃水果，身體可以小劑量地處理這些毒素，因為在下一個生長週期來臨之前，我們有九個月的時間可以排毒。但是一年四季都吃水果，會讓人迅速老化！

穀物也會造成三酸甘油酯指數的上升。大部分人都聽過肥肝，一種墮落無比、脂肪含量極高的鴨肝或鵝肝。肥肝的生產是強迫那些不幸的動物吃下大量全穀物，這樣的方式會將大量三酸甘油酯送往動物的肝臟，牠們即使出動體內的所有貨車，都無法以夠快的速度將三酸甘油酯運走。於是，三酸甘油酯就會累積在牠們的肝臟裡，脂肪肝就這麼發生了！如果你被診斷有脂肪肝或非酒精性脂性肝炎（Nonalcoholic steatohepatitis，簡稱NASH），很有可能是因為你長期食用「健康的」全穀物食品，並搭配富含果糖的果汁和水果一塊吃下肚的原因。

你可能會說：「既然這樣，我只要吃高蛋白飲食，避掉那些糖和碳水化合物就好。」話別說得這麼快。請記住，太多的蛋白質對你也不好，攝取過多蛋白質也會造成三酸甘油酯指數上升。信不信由你，身體裡並沒有真正的蛋白質儲存系統。你的身體需要蛋白質來維持細胞膜與細胞內的結構，當你積極要長肌肉時也需要蛋白質，不過身體會將多餘的蛋白質轉化成醣，因為身體裡有醣的儲存系統。將蛋白質轉化成醣的過程稱為「葡萄糖生成作用」（Gluconeogenesis）。如果你製造太多醣，太好了，你的身體就會把醣轉化成脂肪或三酸甘油酯。這也是為什麼許多轉向高蛋白質飲食的人，都有三酸甘油酯過高與胰島素阻抗的問題。要避免三酸甘油酯過高的真正訣竅，是要避免攝取過多的動物性蛋白質與單鏈澱粉。

就如狄貝基博士很久以前的觀察，心臟病並非由高膽固醇引起的，這與我在醫學院學到的所有知識恰好相反。心臟病是由腸道問題所引發的結果，最終對血管進行免疫攻擊。

▼一切都得回到腸道

不只是心臟，腸友控制著你所有的內臟器官與能力。舉例來說，大多數人認為酒精會導致肝硬化，不過事實上，你可以讓肝臟整天泡在酒精裡，也不會發展成肝硬化。實際上，酒精過量會直接破壞腸壁，導致腸漏，從而讓壞菌與脂多醣進入門靜脈，順流進入肝臟。這裡的警察是庫佛氏細胞（Kupffer cells），它們正等著這些鬧事者抵達肝臟裡的肝門三合體（Portal triads），然後戰鬥就開始了。當我看到患者血液中肝酶（Liver enzyme）數值高漲時，我知道這是肝臟士兵在戰爭中死亡或受傷的信號。同樣地，表示肝硬化的疤痕組織，實際上是這種發炎反應末期的信號。

相同地，患有脂肪肝的肥胖男性，血液中的解連蛋白指數也相當高。請記住，解連蛋白會破壞腸道細胞之間的接合。因此，脂肪肝是腸壁破裂導致入侵者進入身體的結果。新的研究顯示脂肪肝與腸道微生物群落之間，有著更為密切的關係。特定的壞菌會藉由刺激發炎反應，增加脂肪肝的感染性，讓你更容易罹患肝硬化，甚至肝癌。而適切的腸道細菌族群，則能保護你免受發炎反應的影響，並降低疾病的嚴重性。

如果你的腸壁破裂，入侵者可以在任何血管介面刺激危險的發炎反應。我治療了少數肺部纖維化的患者，這種肺部疾病據稱是無法治療的。肺部纖維化是肺部血管的炎症發作。當我們修復這些患者的腸道以後，他們經歷了非常巨大的轉變。一名女性患者在我初診時拖著氧氣瓶，經過治療後，她竟然能飛到歐洲去健行，而且不用帶氧氣瓶！

即使是聽力喪失，老化另一個討厭但「正常」的副作用，也可以透過處理腸道健康問題來終止。布萊根婦女醫院的研究人員檢驗了飲食與聽力喪失風險之間的關係，他們發現吃下大量能滋養腸道細菌的橄欖油、蔬菜、堅果與魚肉的女性，罹患中度至重度聽力喪失的風險降低了30％。

這些全都回到腸道。當你停止為1％的壞菌吃東西，改成適合腸道細菌的飲食時，它們就會開始照顧你！

癌症的週期性

截至目前為止，你應該已經明白，老化疾病全都來自同一個根源：腸道損傷，以及讓壞菌接管你的內部公寓。然而，你可能會以為這個規則有一個明顯的例外：癌症。

好吧，我要告訴你一個消息：這個規則並沒有例外。事實上，**新的研究證實我們是否會罹癌，微生物群落扮演著至關重要的角色，而且假使我們真的罹癌，微生物群落也會影響到我們對治療的反應**。當賓夕法尼亞州大學的研究人員，觀察到一種特定的癌症治療法，被證實無效時，他們為患者施予一定劑量的抗生素，根除患者腸道中的特定微生物菌株。換言之，並不是給予廣效抗生素，而是使用一種具有針對性的抗生素，讓好的微生物免受影響；然後，再重新進行癌症治療。現在你大概不會訝異，一旦有害的腸道細菌被根除，殺死癌細胞的治療也變得更有效。動物研究也獲得類似的結果：用抗生素消滅有害細菌，讓罹癌的小鼠腫瘤變少變小，轉移到肝臟情形也減少了。

我們也知道，胰腺癌患者都有明顯相似的微生物群落。由於這些微生物群落的一致性，以至於它們直接被稱為「胰腺癌微生物群落」。更有趣的是，這些患者長癌的胰腺裡，有大量特定腸道細菌株，這些細菌在胰腺裡的數量，甚至比在腸道裡還多。這些細菌被殺死後，標靶免疫治療的效果也提升了。這就出了一個問題：那些細菌在胰腺裡做什麼？胰腺癌是不是壞菌穿過腸壁，並發動對胰腺免疫攻擊的症狀？我在醫學院學到的並不是這樣，不過這樣的說法確實也不是不可能。

再次回到我們現在生活的一年三百六十五天生長週期，它給癌細胞的生長提供相當多的機會。當你的微生物群落與細胞能量感應器，也就是哺乳動物雷帕黴素靶蛋白（mTOR）傳送出食物充足的信號，讓細胞以生長為優先，身體就沒有機會去評估並修整任何看起來奇怪或不正常的細胞。這是個致命的問題，因為**身體內一直都有異常的細胞存在；有異常細胞是正常的，不正常的是持續提供無限的能量給這些異常細胞，鼓勵它們生長**。你必須藉由定期但暫時限制能量攝取的方式，給身體重新調整的機會，去除這些異常細胞。

限制能量能讓你的粒線體以更有效率的方式，為健康的非癌細胞製造能量。現在，粒線體不斷地工作，用腸道姐妹送給它們的食物分子製造能量，不過它們的速度跟不上。請記住，當你吃下糖或蛋白質，你的胰腺會釋放胰島素，引導醣進入細胞，讓你的粒線體可以進行處理。然而，如果每個細胞的對接端口都滿了，胰島素就必須把多餘的醣放到某個地方，最後就會當成脂肪儲存起來備用。

這是個很好的系統，不過如果你持續吃糖、蛋白質或小麥胚芽凝集素，你的胰腺就得不斷製造更多胰島素，好將醣轉化為脂肪，這是胰島素阻抗的主要原因，也會導致體內有過多葡萄糖讓細胞隨意使用。猜猜誰想要利用這些醣來生長？答案是癌細胞。猜猜什麼會刺激它們生長？答案是胰島素！胰島素是另一種生長激素，對癌細胞來說，胰島素就好比超級營養的液態肥料。

許多健康狂熱者試圖減少糖分攝取並鼓勵粒線體利用儲存的脂肪，藉此「欺騙」這個系統。就如你前面讀到的，這個過程（稱為酮症）對粒線體來說，實際上是更有效率的能量生產方式。因此，就本質上，這是一個好主意，我也贊成善意的欺騙。但問題是，你的粒線體無法直接在脂肪細胞中處理脂肪，而是需要一種稱為「激素敏感脂酶」（hormone-sensitive Lipase，簡稱HSL）的酵素，才能將儲存的脂肪，轉化成稱為「酮」的可用脂肪形式。

激素敏感脂酶對胰島素非常敏感，它只在胰島素水平低時才會起作用。當你的胰島素長期處於高數值，胰島素會阻止激素敏感脂酶從脂肪儲存庫裡獲取脂肪。你猜怎麼了？如果你已有胰島素阻抗，禁食或減少碳水化合物攝取，會讓粒線體停止工作。水，到處都是水，不過一滴也不能喝！這就是為什麼許多嘗試低碳水化合物飲食的人，會出現所謂的「生酮流感」或生酮不適症。

那麼，你的胰島素指數何時會低下呢？當你不吃任何醣或蛋白質的時候！此時，身體終於讓你動用儲存的脂肪，製造酮去「餵養」你的粒線體。然而，醣與蛋白質會造成胰島素指數上升，高蛋白質飲食經常會阻止你的身體生酮。這是許多主流「生酮飲食」的一個大問題，這些飲食法根本不是真的生酮飲食，因為它們會造成蛋白質攝取過量，尤其是動物性蛋白質。不幸的是，這是另一個讓癌細胞生長的方法。

癌症與免疫力

回想一下本章前面的內容，血管與腸壁中有一種叫作Neu5Ac的醣分子，而我們吃的許多動物都有一種叫作Neu5Gc的醣分子，Neu5Gc分子結構幾乎與Neu5Ac相同，會刺激對血管內壁（包括心臟血管在內）的自體免疫攻擊。這種免疫反應會導致心臟病，也有助於癌症生長。這種免疫攻擊發生時，會產生一種稱為「血管內皮生長因子」（Vascular endothelial growth factor，簡稱VGEF）的激素，引誘血管生長在癌細胞上。接下來，同樣的腫瘤細胞也會使用Neu5Gc，來保護它們不被警察發現，把自己悄悄隱藏起來。

研究顯示即使身體無法製造Neu5Gc，人類腫瘤仍大量含有這種物質，這個情形清楚地將動物性蛋白質的攝取，與癌症腫瘤的發展連在起來。里茲大學一項近期研究進一步證實這一點：在對超過三萬二千名女性進行十七年追蹤調查以後發現，與不吃紅肉的女性相較之下，吃紅肉的女性罹患結腸癌的風險顯著增加。

癌細胞的粒線體無法像健康細胞那樣用酮來產生能量。請記住，身體在胰島素數值低，且醣和蛋白質供不應求之時（也就是消退期）會產生酮，而癌細胞以醣維生。當胰島素數值高時，癌細胞也不願意像一般細胞那樣運用糖分子來產生能量。奇怪的是，癌細胞的粒線體只能透過效率極低的醣發酵系統，來產生能量。結果，癌細胞生長與分裂所需要的醣，平均是一般細胞的十八倍。因此，要把癌細胞餓死是很容易的。沒有大量的醣，癌細胞就無法生長茁壯。

我們自一九二〇年代就知道，癌細胞靠醣生長茁壯，當時一位名叫奧托．沃伯格（Otto Warburg）的德國醫生，發現癌細胞有這種獨特的能量代謝形式，它也因此成為癌細胞的弱點。但是，我們現在第一次看到，另一種類型的細胞具有相同的新陳代謝。這種細胞就是免疫細胞，那些在你身體裡巡邏，尋找入侵者還常常攻擊錯誤對象的警察。如同癌細胞，免疫細胞在胰島素數值低的消退期，無法製造能量並導致發炎反應，不過在三百六十五天生長週期則能茁壯成長。

這是否證明癌症與自體免疫疾病之間的關係？或者它只是顯示這兩類疾病，都是以目前造成我們健康年限下降的三百六十五天生長週期為基礎？我不確定，不過我知道的是，當你跟隨長壽悖論計畫，**限制醣與動物性蛋白質的攝取，讓身體誤以為你正處於消退期，你就能降低罹患癌症與自體免疫疾病的風險**。

同時，標準西方飲食處處都在促進癌症生長。癌細胞喜歡水果裡的果糖，你之前曾讀到，人類應該只在每年的特定時期，吃下有限數量的水果。杜克大學研究人員已經證實，大腸直腸癌細胞會充分利用肝臟裡經常出現的高指數果糖，並促進癌症轉移到肝臟。高動物脂肪飲食會抑制人體對抗癌細胞的天然防禦機制。其實，位於器官表面的上皮細胞，有能力感知潛在的惡性細胞，並將之移除。然而，在一項研究中，當小鼠被餵以會讓牠們發胖的高脂肪飲食，這個防禦機制會被抑制，癌症的發病率隨之增加。

再強調一次，**你該開始照顧體內99%的腸友了。如此一來，你就能預防癌症和心臟病，開始反轉老化**。下面提供一些很不錯的方法。

抗癌的最佳食物

到底要吃什麼才能餓到癌細胞，又不會餓自己呢？除了後面會詳細說明的長壽悖論計畫以外，還有一些特定食物具有抗癌特質。這些食物如下：

外源酮（Exogenous Ketones）

要知道，當你的胰島素指數上升，且醣與蛋白質攝取低下時，身體會將儲存的脂肪轉化為酮，不過你也可以食用現成的生酮食品。有些植物脂肪含有生酮脂肪，例如：中長鏈三酸甘油酯（存在於MCT油）幾乎可以完全轉化為酮，對粒線體是理想的燃料來源。固體椰子油（意指在攝氏二十一度以下為固體）包含約65％的中長鏈三酸甘油酯，這讓它和紅棕櫚油，一同成為生酮的另一個良好來源。紅棕櫚油來自棗子或棕櫚果實，富含維生素E的生育酚與三烯酚，大約有50％的中長鏈三酸甘油酯。不過請小心，棕櫚油與紅棕櫚油不同，而且棕櫚油的生產與砍伐森林有關。

你應該還記得，在你以正確方式對待腸友時，腸友會製造丁酸鹽。丁酸鹽是一種短鏈脂肪酸，少量存在於奶油中，也是生酮的來源。然而，由於美國大部分乳製品，都有酪蛋白A1，因此山羊奶油、水牛奶油或酥油（不含蛋白質的澄清奶油），都比一般用牛奶製作的生乳奶油或草飼奶油，更能提供這種生酮前驅物。另外請記住，奶油裡的丁酸鹽含量並不高。

然而，無論你攝入多少生酮脂肪，當你從高糖、高蛋白與高脂肪的傳統西方飲食，過渡到長壽悖論計畫時，外源酮可以是最好的能量來源。如果你還在吃漢堡與貝果，額外以脂肪的形式攝入酮，對你並沒有什麼好處。請記住，我們大部分人每天都帶著高胰島素四處走動，高胰島素會阻礙我們將肚子上的游泳圈，轉化成酮的能力。這些飲食中的生酮脂肪，可以避免你在過渡期崩潰，不過你對它們需要不是長期的。

堅果

堅果（尤其是木本堅果）具有驚人的抗癌特性。在最近的一項研究中，耶魯大學的研究人員觀察第三期結腸癌患者的死亡率與癌症復發率：每週食用兩份以上堅果的患者，癌症復發率降低了42％，死亡率降低了57％。沒錯，癌症患者每週只要吃兩次堅果，就能將死亡率降低將近一半以上。這比常見的癌症化學治療還要有效！值得注意的是，就吃花生的患者而言，癌症復發率或死亡率都沒有降低。我對此並不意外，因為**花生是一種富含凝集素的豆類，並不是堅果**。事實上，**在動物研究中，花生凝集素會促進結腸癌的發生**。

在另一項研究中，相較於沒有吃核桃的小鼠，食用核桃的小鼠結腸腫瘤的數量少了一半以上。為了找出原因，研究人員檢驗了小鼠的糞便樣本，以及牠們消化道裡的細菌。發現吃核桃的小鼠有相似的腸道微生物群落，而且有較多能防止結腸癌的細菌群。換言之，小鼠的腸道好菌在核桃飲食中繁衍生息，這些腸道好菌又反過來照顧宿主的健康。

好處並不只是有結腸癌。在另一項由美國國家衛生研究院所進行的研究中，比較了吃大量堅果的人和很少吃堅果的人，前者罹患肺癌的機率低了26%。令人驚訝的是，相較於很少吃堅果的吸菸者，吃大量堅果的吸菸者罹患肺癌的機率降低了39%。這也就表示，堅果實際上能保護吸菸者免受吸菸的負面影響。一項系統性回顧顯示，攝取堅果不但能降低罹患癌症的風險，同時也能降低任何原因所導致的死亡風險，而且不只是一點點。在一項研究中，吃大量堅果的女性因為任何原因所導致的死亡風險降低了一半。

為什麼堅果能有效預防癌症？請記住，堅果的甲硫胺酸含量非常低，甲硫胺酸是一種mTOR找尋並檢測能量的可用性胺基酸。你可以把甲硫胺酸的存在，看作是身處生長週期的一個標示。因此，食用甲硫胺酸含量低的堅果會發出信號，表示你正處於消退期，這能幫助你抵抗癌症。此外，你體內生產丁酸鹽的腸友很喜歡堅果。你現在也知道，粒線體可以將丁酸鹽當成生酮脂肪的來源！所以堅果確實是完美的抗癌食品：它們會讓癌細胞挨餓，同時給腸友與它們的粒線體姐妹提供動力。

在長壽悖論計畫中，你將會食用大量健康的抗癌堅果，包括：

- **核桃**
- **夏威夷豆**
- **開心果**
- **松子**
- **榛果**
- **栗子**

無論我們談論的是避免心臟病、肺部纖維化、聽力損失或癌症，腸道健康都會影響到整個身體的健康。此外，導致這些「老化」常見疾病的因素，也會導致我們認為「正常」的其他老化症狀，如：認知衰退、肌肉喪失、關節疼動與皮膚迅速老化等。

不過，事實上，作為一名心臟外科醫生，我清楚看到心臟病與關節炎之間，有著明顯的關聯性。這將引導我們進入下一個再生領域：肌肉、關節與骨骼。你將會學著怎麼活到老、舞到老。

Chapter 5
活到老舞到老

我初次意識到關節炎和心臟病之間的關聯性，是還在羅馬林達大學做心外手術的時候。我有一半的患者，在接受支架置入或冠狀動脈繞道手術之後的五年內，都會回到手術室進行髖關節或膝關節置換。令人驚訝的是，狀況反過來也是如此，有一半來做關節置換的患者，會在五年內回來做支架或繞道手術。我因而開始納悶，引發關節炎的過程，是否也會導致冠狀動脈心臟病。

我也找到其他線索。由於心臟位於脊椎的正前方，在觀察病人的冠狀動脈造影時，可以在X光片子上看到心臟後面成排的脊椎。我注意到所有的冠狀動脈疾病患者，無論年長或年輕，都有相當程度的脊椎關節炎。我覺得這個現象很有趣，不過我的同事們似乎把它歸咎於大多數病人都有年紀的關係，認為他們同時患有心臟病與關節炎，只是一個巧合。

然而，當我開始看到三、四十歲的患者，同時患有心臟病與脊椎關節炎，我就知道情況並不是那麼單純。我永遠不會忘記一位患者（在此以安琪拉稱之），她四十多歲，罹患了非常嚴重的冠狀動脈疾病。替安琪拉動手術時，我發現她有些血管鈣化很嚴重，我甚至連繞道的移植物都沒法放上去。安琪拉的脊椎關節炎也非常嚴重。不過在心臟手術以後，她成了一位很認真的病人，開始一絲不苟地執行我的「長壽悖論計畫」。

十年後，安琪拉因為食物中毒導致嚴重腹痛與胸痛入院。由於她有心臟病病史，值班的心臟病科醫師做了血管造影，以確保她的心臟沒問題。檢查結果顯示，她的狀況非常好，之前那條嚴重鈣化到幾乎完全閉合、令我無法進行手術的血管，竟然通了！安琪拉在十年前血液無法流過的地方，現在已不再堵塞。更驚人的是，血管造影顯示，她脊椎原有的關節炎全都好了。

不可能！你一定會這麼說吧？

這就是一直在恪守長壽悖論計畫的患者身上看到的轉變，而且同樣的情形也發生在我身上！我原本有很嚴重的關節炎，在跑步時不得不戴上護膝。但在執行長壽悖論計畫以後，關節炎已成為歷史。因為，當你讓腸友開心時，它們會重新打造家園的每一個角落。

真正導致磨損與撕裂的原因

多年來，我們相信關節炎僅僅是由「磨損和撕裂」所造成；你年紀越大，使用關節的次數越多，最後關節就磨損了。然而，你的關節並沒有「使用截止」期限。最近的研究證實，關節炎並非由過度使用所引起的，而是因為腸道壞菌所造成的發炎反應。是這樣的發炎反應「磨損」關節，老化本身的問題。舉例來說，當患有關節炎的小鼠被餵以額外的益生菌，牠們全身的炎症都減少了，膝蓋軟骨損壞的情形也會減緩。

這理由其實很簡單：壞菌與腸漏的組合，讓凝集素與脂多醣進入你的體內。凝集素與膝蓋表面稱為「唾液酸」（Sialic acid）的醣分子結合，之後就表現得像根刺一樣，促發免疫攻擊與發炎反應，導致關節炎，以及其他被認為與老化有關的問題。想像一下，你被刺到時，皮膚底下紅腫的區域，這樣的情形在關節發生時是什麼狀況。懂了嗎？那些脂多醣也進入關節，引發同樣的反應。請記住，你的警察將脂多醣當成真正的細菌來攻擊。令人驚訝的是，當我們用針筒自關節炎關節抽出液體時，我們在液體裡發現了脂多醣。

那麼，磨損理論是否與實際狀況有關呢？確實如此，不過是以另一種奇怪的方式呈現。有一群被稱為軟骨細胞與軟骨母細胞的物質，會持續不斷地重新製作關節裡的軟骨。在你的關節成為戰場時，軟骨會被破壞，也會再生，不過破壞與再生的狀況並不均勻，導致軟骨凹凸不平。結果，關節內壁變得跟砂紙一樣，這也難怪外科醫師會告訴你，你的關節有「bone on bone」的狀況。

到這個節骨眼，就完全沒救了嗎？一點兒也不。腸友隨時都可以出來救援。它們可以加強腸道屏障，防止凝集素和脂多醣入侵，也能讓我們痊癒。在你「bone on bone」的關節裡，還是有軟骨細胞存在，可以長出新的關節表面。這個情形最近發生在一位名叫傑瑞的六十七歲的患者身上，他原本打算要把右膝關節換掉。他來找我還有其他原因，包括：糖尿病、高血壓，以及心臟病。他的骨科醫生要他先排除心臟問題，才願意做手術。傑瑞通過了我做的壓力測試，但對自己的血液測試結果感到好奇。當時的他距離膝關節手術還有六個月，於是同意在等待手術的期間，參加長壽悖論計畫。

上次我見到傑瑞時，他減掉了九公斤，沒有糖尿病，也停止服用高血壓藥物。確實是個好消息！當我們的話題轉到他即將進行的膝關節置換手術時；「喔，那個啊，」他說：「我取消了。我的膝蓋不痛了，又為什麼要做手術呢？」說完，他從診察台上跳下來，在診間裡蹦蹦跳跳，證明他的論點。

當我的關節炎患者來求診時，他們很少只罹患一種老化疾病，這是因為所有老化疾病都來自同一個根源。事實上，當他們初次走進診間，即使是「最健康的」患者，平均都在服用七種藥物，而且實際上這些藥物都會讓根本問題變得更加嚴重。許多關節炎患者會服用不需處方箋的NSAID類的止痛藥，來減緩疼痛與炎症。但你已經知道，問題在於這些藥物會在腸道屏障上打出一個個的洞，讓它更容易遭受入侵者攻擊。這往往成為惡性循環，造成更多疼痛與炎症，吃下更多藥，對腸道屏障造成更多損害，進而又引起更多疼痛與炎症；如此不斷循環，直到他們的身體完全為疾病所苦。

為了打破這個循環，你必須要治療腸壁、滋養腸友。這將能減輕發炎反應，讓你停止服用NSAID或其他止痛藥。這個過程中的關鍵步驟，是從你的飲食中去除含有小麥胚芽凝集素的食物。你應該還記得，小麥胚芽凝集素小到可以通過完整的腸道屏障。小麥胚芽凝集素存在於所有的全麥與全麥產品，包括：麵食、麵包、餅乾、布格麥、黑麥、大麥與糙米中。

你從前可能被告知，這些食物都是健康的，不過為了讓自己更健康長壽，請改變想法。我曾見過無數的患者越吃越健康，病情卻越來越嚴重，不過當他們採用「長壽悖論計畫」，身體就能開始恢復活力。當關節真的耗損到無可救藥的地步，我們能以人工關節置換是一件很棒的事。然而，我們還是可以尋求另一種解決方式，一種在蹦蹦跳跳、過著漫長而快樂的老年生活時，還能完全避免這些治療的方式。

維持骨骼肌肉的強壯健康與飢餓

讓許多老年人行動不便或痛苦的不只是關節炎。多年的慢性炎症也會讓我們的骨骼退化。結果是骨質缺乏症（看不見的骨質流失）與骨質疏鬆症（骨頭變得脆弱易碎）。這都是老年人的健康危機。美國國家骨質疏鬆症基金會估計，美國約有五千四百萬人罹患骨質疏鬆症，五十歲以上的人口中，因為骨質疏鬆症而骨折的女性約有一半，男性約有四分之一。

然而，人類並非罹患骨質疏鬆症日趨普遍的唯一動物，因為吃下高度炎症性食物，殺死腸友讓壞菌滋生的動物並不只有我們。在實驗研究中，脂多醣會在小鼠身上造成骨質疏鬆症。

集約式養殖的雞舍常以基改玉米作為飼料，讓雞群罹患骨質疏鬆症率驚人。90%的商業飼養家禽，都因為骨骼缺陷而有明顯的步態異常，而超過10%的個體會因為跛行而早夭。下次你吃「健康」雞胸肉時，請試著想想這一點。雞隻可能因為飲食而有骨骼缺陷，當你吃下這些肉時，你同時也吃下了會讓自己骨骼退化的飼料。另一方面，**停經後的婦女若吃下能高度滋養腸友的堅果、蔬菜與橄欖油，不但骨骼密度更高，罹患心臟病、糖尿病與癌症的風險也更低**。

然而，隨著我們年齡的增長，肌肉骨骼系統的最大風險，可能是看不見的肌肉缺乏。如果我們沒有意識到，這種情況往往會隨著時間推移而發生。如果你將病人大腿在十幾歲與四十歲的電腦斷層掃描放在一起比較。在早期的掃瞄影像中，可以看到大量肌肉與中間的骨頭。不過在多年以後看看同樣部位的掃描，雖然體積一樣，不過組成卻相當不同。平均而言，四十歲大腿的肌肉量是青少年的一半。那麼，為什麼整體體積仍然相同？這是因為另一半的肌肉已經被脂肪取代的緣故。這就是我們所謂好牛排的大理石紋，但是牛的大理石紋從哪兒來呢？來自以玉米、小麥與黃豆為主的飲食。人的大理石紋又是哪來的？答案是一樣的。

這也就是說，即使你很幸運，設法在年紀增長的同時，維持同樣的體態，你還是很有可能失去大量的肌肉，增加大量的脂肪。這是另一個悖論，而我也一直看到，當我的患者開始減重時，終於意識到他們全身都是贅肉！因為他們的尺寸沒有變化，所以誤以為自己的身體組成和年輕時一樣。

讓我們花點時間看看肌肉是如何生長的。請把你的肌肉想成胰島素的客戶群，胰島素則是一個挨家挨戶推銷「醣」這種流行產品的推銷員。當你吃糖（或是會轉化成醣的蛋白質）時，胰島素會進入你的肌肉，敲門問：「嘿，有人餓了嗎？」如果肌肉餓了，它們會說：「有。」然後「吃醣」。在這種情況下，胰島素的工作很簡單，只要在一個工作天中到處敲門就好。然而，有一些情況會讓我們這位推銷員的工作變得較困難。首先，如果你的肌肉不餓，它們會在胰島素完成銷售之前，就把它送走。其次就是小麥胚芽凝集素在身體裡模仿胰島素的情形。

當上述任何一種情況發生時，胰島素都會向總部報告，表示它需要更大的銷售隊伍支援。你的身體很快就會製造更多胰島素來幫助銷售。然而，如果你的肌肉仍然不餓，或者小麥胚芽凝集素堵住了肌肉細胞上的受體，那麼無論有多少推銷員猛敲門，你的肌肉都不會購買這些醣。更糟糕的是，如果銷售隊伍被是小麥胚芽凝集素阻擋，所以醣無法進入肌肉，就不能滿足肌肉的需要。基本上，這些醣都會被浪費掉。最後，胰島素放棄了，就這麼完成它的工作日。不過，它首先得找個方法處理掉過剩的產品，於是它啟動脂蛋白脂酶（Lipoprotein lipase），藉此將額外的醣轉化成脂肪，希望有一天你的肌肉會更餓一點，讓它最終能賣出這些產品。

當這個過程持續發生了好幾個月、好幾年，甚至幾十年的時間，對身體造成的累積效應，就是更多的脂肪儲存，以及肌肉質量減少。我們有電腦斷層掃描，清楚顯示同一尺寸的大腿上，有更多的脂肪和更少的肌肉。請記住，第二次掃瞄是在患者四十歲時進行。試想，如果他們現在不採取行動，在二十年後的掃描結果又會是什麼樣子？事實上，我總在老年患者初次來求診時看到這個情形。他們之中有許多人為肌少症所苦，這是一種非常嚴重的肌肉質量缺失。

這個問題是雙重的，其一是胰島素阻抗，另一則源自腸道。

還記得之前提到，你用來吸收蛋白質的腸道面積應有網球場大小嗎？在受到凝集素、NSAID止痛藥與有害微生物攻擊了幾十年以後，網球場已經縮成乒乓球桌大小。還記得你的胃需要胃酸，不過因為長期服用質子幫浦抑制劑，造成胃部無法再製造胃酸？沒有胃酸，蛋白質就無法消化，結果你乒乓球桌大小的腸道幾乎沒什麼可以吸收。於是，你的肌肉就開始萎縮了。

那麼，你該怎麼讓肌肉變得更飢餓呢？你大概已經猜到，答案就是運動，尤其是能夠增加肌肉質量的重量訓練。**當你鍛鍊肌肉，它們會變餓，開始強烈要求食物。這讓胰島素很容易就能把醣賣給肌肉，而不是將醣轉化成脂肪儲存**。胰島素指數會隨之下降，因為銷售員並不需要後援，你的脂肪量也會減少。你的肌肉量隨著時間增加，胰島素銷售員的客群也就越大。它想獨佔所有事業，所以向總部報告自己已經上手了。而你得到的回報，則是胰島素敏感性提高、更多的肌肉質量，以及更少的脂肪。不過請記住，吃進凝集素、小麥胚芽凝集素，以及制酸劑，都可能抵消重量訓練所帶來的許多好處。

這與另一種老化迷思恰好一致：我們老化是因為隨著年齡增長，體內能為細胞製造能量的粒線體越來越少。我有許多同事都相信這個說法，因為他們在老年人身上觀察到的粒線體數量確實較少。然而，正如肌肉質量減少是老化的導因而非結果，粒線體的減少也是同樣的情形。

你的粒線體有自己的DNA（99%的一部分），在細胞分裂時，會與細胞核內DNA（1%）的分裂分開發生。如你之前所讀，當腸友向它們的姊妹傳送訊號，粒線體就會分裂，即使它們支援的細胞並沒有在分裂。結果就是你有額外的粒線體，從它們預期中越來越少的食物裡提取更多能量。粒線體在你鍛鍊肌肉、需要能量提供給肌肉時，也會分裂。

因此，我們看到兩種類型的壓力（卡路里限制與運動），讓你用更多的粒線體讓細胞達到渦輪增壓的效果。然而，大多數人並不會隨著年齡增長限制卡路里攝取，也不進行間歇性斷食，或是做重量訓練。於是，就出現了大多數老年人身上肌肉質量與粒線體數量俱減的情形，不過這並非不可避免。稍微遭受壓力的細胞與飢餓的肌肉，都可以讓你增加粒線體的數量、降低胰島素指數、增加肌肉質量，並在未來的許多年，幫助你維持良好的總體健康狀況。

無論你現在幾歲，運動永遠不嫌遲，不過從年輕就開始運動的人，確實有搶先起步的優勢。有一項研究顯示，相較於不運動的同齡者，從青少年時期就開始一週至少運動三次的女性，在更年期以後身高變矮（實際意味著骨質流失）的程度比較少。到底是什麼東西拉著骨頭，在你年齡增長時讓它們保持強壯？答案就是肌肉！肌肉越強壯，骨頭就越強壯。顯然，無論你幾歲，都應該要馬上開始運動。

使用它或失去它

隨著年齡增長，我們很容易說服自己，少運動一點沒有關係，不知不覺讓久坐成為習慣。

這在我們的社會看來是正常現象，但我們其實是徹底開了倒車。久坐的生活型態才是讓我們老化的原因！相較於那些停止運動、讓肌肉逐漸消減的人，持續運動到老的人壽命更長，身體也更健康。

我的曾祖母一直到一百歲生日的前一個月都還很活躍，而且直到她去世，她一直住在家中三樓的一間臥室裡，每天上上下下三層樓梯好幾次。小時候，我以為她瘋了，不過現在我認為她其實非常聰明。回顧起來，她讓我想到住在藍色寶地的百歲人瑞，這些地方恰巧都位於丘陵地區。藍色寶地的居民每天在山丘上上下下，一直到年老，他們的肌肉質量與敏捷度維持得比大多數美國人，都還要長個幾十年。

這兩個例子都說明了運動時對抗重力的重要性，這會讓更多肌肉受到壓力，從而增強肌肉耐力。健行、爬山、爬樓梯、深蹲與伏地挺身的動作，都是能強迫你對抗重力的運動。

如果你擔心自己不適合爬山，請不要害怕。幾年前，我在法國參加一個會議時，看到一項由一群運動生理學家在瑞士進行的研究：他們對於劇烈爬升對肌肉質量發展的影響感到好奇，於是將研究的參加者分成兩組，第一組以健行的方式爬上陡峭的山頂，再搭纜車下山，第二組搭纜車上山，然後健行下山。每個人都想要參加第二組，對嗎？研究人員提出的假設，是徒步上山的健行者會獲得更多好處，不過他們錯了。兩組的結果完全相同，不過步行上山的那組認為自己做了更大的努力。當你走下山時，你仍然在抵抗重力，你的肌肉，因為必須經常煞住而受到壓力。

就像我曾祖母、藍色寶地的居民也保持活躍，因為他們缺乏許多現代化的便利設施。我還記得在電動車庫門、鏟雪機，甚至電視遙控器出現之前的生活。在那樣的年代，我們得下車去打開車庫門，用肌肉剷雪。小時候，我得起身走過房間才能切換電視頻道！而且我還得走路上下學。這些看起來也許微不足道，不過累積起來卻對我們的生活與老化方式，產生巨大的影響。世界上大多數長壽的人都缺乏現代化的便利設施，他們沒有選擇，只能隨著年齡增長繼續使用他們的肌肉，也讓他們老化的速度變慢。

然而，我們預期自己會隨著年紀增長而愈形衰弱。因此，即使在肌肉狀況還很好時，就過起避免使用肌肉的生活。我看到許多仍然很靈活的人買了一層樓的房子，或把臥室搬到一樓，避免到了年老爬不動時還得爬樓梯。猜猜這些人不再爬樓梯時會發生什麼事？他們就如自己所預測的，變得更虛弱了！

對我來說，我們會在特定年齡變老變虛弱的想法太過瘋狂了，而且事實並非如此。只要看看澳洲的老年人，他們被要求參加老年人芭蕾課程，最後改善身體的柔韌性與體態，變得更有精神，而且整體的幸福感也提升了。你也可以問問年一〇七歲的法國業餘自行車手羅伯特·瑪爾坎德（Robert Marchand）。研究人員研究了他的生理機能，發現他隨著年齡增長而變得更健康。

在初次讀到有關瑪爾坎德先生的文章時，那並非唯一引起我注意的重點。他身高約一百五十公分，很硬朗，這與你迄今讀到有關三百六十五天生長週期對成功老化的災難性，以及小個子活得比較久的一切都是一致的。同樣值得注意的，是他這一生大部分時間並沒有規律運動，而是在他退休以後才開始騎自行車，這與在退休以後生活步調開始慢下來的大多數人恰好相反。多年以後，瑪爾坎德先生即使到了一〇七歲的高齡，仍然沒有服用任何藥物，而且有五十歲健康人士的有氧能力。

現在開始鍛鍊肌肉，提高你的健康年限與年齡，真的不算晚。這並不是說你每天就得花好幾個小時在健身房。我在第十章會分享一個簡單、快速且任何人、任何年紀、任何體能狀態，都可以使用的健身計畫。不過讓我們先來看看，除了讓肌肉變餓的重要工作以外，運動對身體還有什麼作用。

運動是另一個興奮效應（Hormesis）的完美範例，在自己身上施加有限的壓力，讓自己變得更強壯。就如其他興奮效應壓力源，如：卡路里限制。運動能刺激自體吞噬，回收老舊磨損的細胞成分，藉以刺激一種稱為「未折疊蛋白反應」（the unfolded protein response，簡稱UPR）的類似過程。在UPR的情況下，細胞降解失衡（錯誤折疊）的蛋白質，得以恢復細胞本身的健康。

雖然運動同時會刺激自體吞噬與UPR，但是仍有證據顯示，你越早開始鍛鍊肌肉，就更能從自體吞噬的過程獲益。在一項研究中，一組將近三十歲的年輕人與一組六十多歲的老年人接受了肌力訓練，所有受試者在此之前都沒有運動的習慣。兩組人在每次肌力訓練結束後的四十八小時內，UPR都會增加，不過只有年輕組在四十八小時內有自體吞噬指數上升的情形。

了解運動的好處永遠不嫌晚，不過越早開始鍛鍊，效果越好。模特兒暨演員艾潔妮絲・迪恩（Agyness Deyn）常說：「**如果你想保持年輕，那麼你最好早點開始！**」

這種對自體吞噬與UPR的效果，解釋了為什麼運動可以將癌症的風險降到最低。如果完全不管，磨損的細胞部件與錯誤折疊的蛋白質可能會導致細胞中的錯誤資訊，從而引發癌症病變。從各項研究可知，以自體吞噬和UPR讓細胞恢復活力，有助於保持年輕，避免癌症。它也讓你的細胞能在創傷後癒合，即使是心臟病發作亦然。在一項小鼠研究中，運動實際上被證明能產生新的心肌細胞，無論在健康的小鼠，或是之前曾有心臟損傷的小鼠，都是如此。事實上，運動之所以能帶來好處的原因之一，在於它能增加心臟的再生能力。

經常運動也能大幅度降低罹患阿茲海默症的風險。一項二〇一八年的研究顯示，中年時身體健康的女性，在幾十年後罹患阿茲海默症的機率低了90%。參與這項研究並最終罹患阿茲海默症的少數健康女性，比不運動的女性發病的時間平均晚了十一年，其中後者平均在七十九歲發病，前者則為九十歲。

正如我的好友瑪麗亞・施賴弗（Maria Shriver）和我都知道的，女性罹患阿茲海默症的人數遠超過男性，其治療方法就是預防，而不是一直在尋找尚未發現的藥物。試著想像自己讀到頭條新聞，表示如果早期開始服用「藥物」，有90%機率可以預防阿茲海默症，你願意付多少錢？嗯，這種藥結合了運動及單純的食物選擇，你很快就會讀到。

另一項研究檢驗了運動對於早期阿茲海默症患者的影響，發現運動確實能改善記憶，甚至減少海馬體（大腦記憶中樞）的萎縮。我們也知道，使用腿部的運動尤其能刺激腦細胞，讓你一直到老都能保持警覺與健康。還記得我提到過的「蜜雪兒」嗎？我毫不懷疑，每天好幾次（穿著高跟鞋）出門遛她的博美狗，讓她到老都一直能保持敏銳。此外，聲稱能幫助改善大腦的「大腦訓練」應用程式，實際上對於工作記憶或智商都沒有幫助，所以別再玩那些遊戲，出門去散散步吧！

運動也會對免疫系統帶來非常正面的影響。在劇烈運動以後，全身的抗氧化防禦系統都會被強化。這表示運動會產生更多能支持細胞與粒線體功能的酵素。運動也有助於預防心臟病，我的許多同事都認為這是因為運動可以減少發炎反應的緣故。然而，你大概已經猜到，我把它歸因於它對於你的腸道細菌群落所造成的影響。

沒錯，運動會改變微生物群落。腸友喜歡你常運動，所以當你運動時，它們會好好地把房子打掃一下。在有運動的小鼠體內，特定類型的腸道好菌（厚壁菌）數量，比吃著同樣食物卻不動的小鼠多了許多。人類研究則顯示，**運動可增加腸道細菌的豐富性與多樣性**。最有趣的是，有項研究顯示，在其他條件相同的狀況下，有運動的老鼠比不運動的老鼠更能製造丁酸鹽。

請記住，丁酸鹽能保護你的腸壁，讓腸壁更能將入侵者擋在外面，而且丁酸鹽也能為粒線體提供它們喜歡的食物來源。這是否表示，運動真的可以透過強化腸壁與微生物群落，來降低罹患癌症、關節炎和心臟病的風險？我相信答案是肯定的。你可能已經聽說，運動同時也能讓人感到快樂，因為運動可以刺激讓人產生幸福感的腦內啡分泌。別忘了，什麼東西會在你照顧它們時，製造出這些激素信號？答案當然是你的腸友。哈佛醫學院最近有份報告指出，對患有抑鬱症的成年人來說，定期運動的作用與抗抑鬱藥物同樣有效。

好了，「沙發馬鈴薯」也別感到絕望。雖然研究顯示運動是你長壽計畫的一個重要組成，不過即使是短時間進行正確的運動，同樣也能大幅度改善生活與健康年限。事實上，你在第十章看到的計畫，比你在健身房花上好幾個小時的效果還要更好。這也是另一個悖論：**做點運動是必要的，不過過度運動則會產生完全相反的效果**。

慢性心臟病＝慢性壓力

就像生活中的其他事物，運動也應適可而止，否則過猶不及，像是跑步之類的有氧運動尤其如此。我們的祖先只有在逃命時才會跑，不過不知道為什麼，我們卻從錯誤的卡路里計算與對新陳代謝的誤解，得到了我們一次得跑好幾公里，或是做飛輪、踏板、某些有氧運動等，好幾個小時才有益健康的想法。早在好幾年前，因為微生物群落的發現，以及它們所消耗的卡路里，「卡路里平衡理論」（譯注：卡路里平衡理論指攝入的卡路里少於輸出的卡路里，藉此幫助快速減重）就已經落伍了。然而，網際網路與社群媒體卻仍死守著這個概念，結果就是你往往因為沒有善用自己的健身房會員資格而自責。

藍色寶地的人瑞絕對會對這樣的想法嗤之以鼻。早在一九七〇年代慢跑狂熱剛開始時，研究人員就訪問過因為能長途跋涉而成為傳奇的非洲喀拉哈里原住民（Kalahari Bushmen）。每到狩獵季節，他們每天步行三十至五十公里。當被問及跑四十公里的可能性時，他們都認為這樣的建議很荒謬。他們解釋說，為了追一隻動物跑四十公里是不值得的，因為他們燃燒的卡路里可能比動物所能提供的還要多。如果被動物追趕，根本跑不到四十公里就會被追上了。事實上，演化生物學證明，無論你的運動計劃如何，身體都會自行調整卡路里消耗量。

對早期人類來說，在需要捕捉受傷的動物，或衝向最近的樹以避免被野豬咬傷時，短暫的速度爆發非常有用。然而，除了偶爾衝刺以外，緩慢前行最後才能獲得勝利。看看參加百米賽跑的短跑運動員，他們的身體組成有發達的肌肉，是能夠非常長壽的身體類型。然而，就如我前面所說的，馬拉松運動員看起來往往像是罹患癌症，而且他們的免疫系統也正在遭受痛苦。

除了短跑，我們祖先主要的運動形式就是邊走路邊找食物，然後將找到的食物帶回一個便利的地點。複製這種類型的運動，會為你的長壽計畫帶來最大的好處。藍色寶地的居民都經常健行與步行，而不是長跑者。而且，**跑馬拉松會損害你的免疫系統**。二〇〇七年一篇發表在《運動醫學》（Sports Medicine）的論文就證實了這個不好的結果。**所以我會堅持健行，以及每天遛狗慢跑五公里，而不是像以前一樣跑十公里與半馬**。

大量證據顯示，劇烈的耐力運動（例如：會讓肌肉質量急劇下降的馬拉松）**對壽命有災難**

性的影響。就幾乎所有公開發表的長跑研究論文都顯示，長跑會導致心肌纖維化，讓心肌逐漸結疤。事實上，慢跑會以殺死心臟細胞的方式造成心臟損害，對於右心室的危害尤甚。我在曾經或目前是長跑運動員的患者身上看到了這一點。你跑得越多，產生的疤痕越多，最後導致心律不整或鬱血性心衰竭（Congestive Heart Failure）。雖然暫時的壓力有正面的效果，但長跑會讓心臟長時間承受太多壓力。

事實上，適度運動的好處會被劇烈運動抵銷。**過度運動，也就是運動到精疲力竭的程度，會產生自由基而造成氧化壓力**（之前提過：自由基是會導致高度老化反應的不帶電分子），**而適度運動可以刺激抗氧化作用，保護身體不受這些自由基引起的氧化壓力**（oxidative stress）**所影響**。更重要的是，耐力運動，如：長跑，會導致腸漏。

還記得小時候，母親規定我吃完飯內一小時不能游泳，因為據說我可能會因此抽筋溺水。母親設了一個小時的鬧鐘，我會坐在那裡，熱切地看著時間一分一秒過去，直到我被允許下水。消化過程需要大量血液流動，因此在進食以後，你的血液會流往腸道，而不是流向肌肉與大腦。這個理論是說，如果你游泳，你會因為乳酸堆積（缺乏血液流動所導致）而抽筋，然後溺水。這很大程度上被認為是無稽之談，不過實際上是有點道理的。確實，在你進食以後，血液會流入腸道。

在長跑過程中，則會發生相反的情況：大量血液離開腸道流向肌肉，以至於你實際上會發生腸道缺血（血液流動不足）。這會導致腸漏，而凝集素、脂多醣與細菌就會大量進入體內。

這也是為什麼在你參加一場耐力跑以後，你的免疫系統大約有兩週會處於低下狀態。任何跑者都知道，長跑會讓消化紊亂，這也是你腸道不快樂的明顯跡象。

我意識到那些死忠跑者不願意放棄他們最喜歡的消遣。我過去也很喜歡跑步，而我的妻子潘妮更是非常熱衷於拉松，且拿到參加第一百屆波士頓馬拉松的資格，也完成了整場賽事，不過一切都在她仔細看了數據以後終止。當時，她再也無法否認她的愛好帶來的負面影響，因此她決定高掛跑鞋，就此休兵。她相信為了延長生命而縮短馬拉松生涯，完全是值得的。另外，也請注意這一點：她在跑步時有骨質缺乏症的問題，而且經常感冒。現在這些過度運動的跡象與症狀，都已成為遙遠的記憶。

如果你記不住，那麼長壽又有什麼好？這將引導我們進入下一章，讓我們探討改善大腦健康的一些簡單技術，這樣你就能在退休以後，仍然保持思維敏捷。讓人驚喜的是，即使是這個層面，同樣也有賴於腸友來幫助你保持年輕。

Chapter 6 保持思維敏捷

隨著年齡增長，人的忘性會越來越大。你會把車鑰匙放錯地方，想不起某些字眼，忘記老鄰居的名字。你覺得自己有腦霧（Brain fog）的現象，思維也不如以往清楚。不過，生活就是這樣，不是嗎？

錯了。雖然我們將這些症狀視為正常老化現象，不過它們全都是不正常的。從看似無害的「老年人健忘」（Senior moments）到較嚴重的神經系統疾病，例如：帕金森氏症、失智症與阿茲海默症，所有認知衰退都源自於同一個根本原因：神經炎症。那麼發炎反應又從哪裡開始？答案是「腸道」。

腸道也是你可以消除發炎反應之處，這樣在餘生中就能保持清醒警覺。近期研究顯示，年齡增長不必然會與認知衰退劃上等號。在任何時候，你都有產生新神經元的能力（透過一種叫作神經新生的過程），也就是說，你學習新技能或提高認知能力的潛能，是沒有時限的。

二〇一八年，哥倫比亞大學與紐約州立精神病研究所的研究人員，針對年十四至七十九歲的健康人士進行腦部掃描，其中七十九歲已遠遠超過大多數人認為的主要學習年齡。研究人員發現，最年老的研究參與者與最年輕的參與者，擁有相同數量的製造新腦細胞或神經元所需要之原料。因此，無論你年紀有多大，你仍然能像青少年一樣，具有製造新腦細胞的能力！更重要的是，隨著身體素質的提高，年齡較大的成年人也能提高自己學習新技能，並維持記憶的能力，尤其是他們的語言技巧。這也就表示，你的身體越健康，努力回想正確的單詞或名稱，卻經歷「舌尖現象」（話到嘴邊卻說不出來）的時刻就越少。

這樣的結果給了人們很大的希望，讓人覺得自己可以在年齡增長的同時，保持思維敏銳，而這一切都有賴腸友們願意幫助你。

頭部的大腦其實是你第二個大腦

現在已有許多證據顯示，腸道微生物群落與大腦之間存在著直接聯繫的關係，我有許多同事已經開始將腸道稱為「第二個大腦」。我不同意這樣的說法；我的意思是，兩者之間確實有直接關係，不過腸道不應該被擺在次要位置。**實際上，你的大腦受到腸道的控制，你可以開始將大腦想成是「第二個大腦」**。

你已知道腸友會向它們的姐妹，也就是粒線體發送荷爾蒙信號，其中也包括位於你腦部的粒線體。這些簡訊藉由血流與淋巴系統「無線」傳送。不過，腸友還有另一種傳統方式，將訊息傳送到你頭部的第二個大腦。腸道與大腦可以透過「迷走神經」來溝通，迷走神經是自律神經系統中最長的神經，控制著你大部分的自主身體功能，例如：心律、呼吸頻率、消化等。迷走神經連接著腸道與大腦，遊走在大腦與腸道之間的各個身體器官。

當你身體的一部分需要和另一部分溝通時，就會利用迷走神經傳送訊息。多年來，我們相信迷走神經是為了大腦而存在，讓大腦能與身體各部分溝通並下達指令，其中包括腸道。我在求學時接受的教育就是這樣，且在職業生涯的大部分時間也如此深信。然而，我們現在都知道，實際狀況是相反的：每有一根神經纖維從大腦前往心臟、肺與腸道，就有九根神經纖維從後者前往大腦。因此，從腸道到大腦的交流量為自大腦到腸道的九倍。

簡單來說，腸友才是決定的那一方。不僅如此，事實上，**在腸道裡接收和解讀這些訊息的神經元數量，比整個脊髓裡的數量還多。體內99%來自微生物的遺傳物質掌控著你的行為、思考，甚至感覺**。女性讀者會明顯意識到自己的「直覺」（或者該說是「腸覺」），這其實是你的第六感，對你內在世界或另一個你，正在發生的事情的解讀與整合。提醒一下，你的腸友和為神經元提供能量的粒線體，都是遺傳自你的母親。這些姐妹們總是叨叨絮絮講個不停。

這個「腸覺」作用的方式和其他的感官一樣。舉例來說，你的眼睛受到光子的刺激，光子被轉換成電訊，沿著視神經傳送到大腦後方，這些訊號在那裡被重組成你「看到」的影像。同樣地，聲波會造成你耳朵裡的細小毛髮震動，你應該知道我在說什麼了。然而，與其他感官不同的是，你的第六感不只會使用迷走神經，還會用荷爾蒙「細胞」來溝通。

腸友與大腦有如此密切的溝通，每當腸壁被破壞或侵入者溜過屏障進入身體，就會有好幾則化學簡訊迅速透過血液與淋巴系統傳送出去；之前你已知道，這些訊息被稱為細胞激素。而那些提醒免疫系統與總部，告訴它們身體正受到即刻的威脅或實際攻擊的訊息，被稱為「炎性細胞激素」。在過去十年間，精密的血液測試，讓我能每隔三個月測量患者血液中的細胞激素。就如我在美國心臟協會的報告，這些測量打開了新的窗口，讓我們了解到凝集素與脂多醣有多常破壞腸壁防禦系統，引發腸道局部發炎，也讓心臟、關節與大腦發生同樣的發炎反應。

大腦的發炎反應（Neuroinflammation，稱為「神經炎症」）具有極大的破壞性。這一點反映在最新的研究中，該研究顯示由腸道微生物所造成的神經炎症，會讓大腦內的免疫系統，誓言保衛的神經元發生附帶性損傷，造成被我們認為是正常老化現象的認知能力衰退。神經炎症目前已被認為是帕金森氏症、阿茲海默症與失智等，嚴重退化性疾病的真正原因。

神經炎症與認知能力衰退（甚至是退化性疾病）的關係非常密切，讓我的同事派崔克・麥吉爾（Patrick McGeer）開始嘗試讓可能發展出阿茲海默症的患者，服用低劑量的NSAID止痛藥。雖然他的研究大有可為，但我還是很擔心NSAID止痛藥對腸壁的長期影響，因此偏好能夠從根源（也就是腸道）減少發炎反應的治療方案。

把部隊留在前哨

小鼠研究清楚顯示，微生物群落的某些變化會導致神經炎症，進而造成認知能力衰退。在一項研究中，給老年小鼠施以大量特定類型的壞菌（來自紫單胞菌科），小鼠會出現腸漏與發炎反應，讓這些可憐的老年小鼠出現空間記憶問題，類焦慮行為也增加了。

即使在人類身上，我們也能看到特定細菌種群如何導致阿茲海默症。我的同事研究認知障礙患者的腸道微生物群落，將它們與沒有認知障礙患者的相互比較，發生認知障礙組有相當多的促炎性壞菌（埃希氏菌與志賀氏菌），而且抗炎性腸道細菌（直腸真桿菌）也減少了。

隨著時間推移，腸道壞菌加上你吃下的凝集素，以及凝集素與脂多醣從腸壁滲漏，再一次破壞腸壁，引發免疫反應造成全身性發炎。這些侵入者與神經炎症和神經疾病有直接關聯。大腦中的神經元會製造必要的神經傳遞質，例如：會刺激神經元的多巴胺，以及讓神經元平靜下來的「γ-胺基丁酸」（γ-aminobutyric acid）。多巴胺的主要作用在於調節情緒、心情與肌肉運動，還有快感與痛感。這種關鍵神經傳遞質的功能障礙，會為好幾種疾病奠下基礎，尤其是帕金森氏症。

神經元有細長且單薄的結構，從細胞體往外延伸，稱為軸突（Axons）與樹突（Dendrites）。軸突向其他神經元發送訊息，樹突從其他神經元接收訊息。你的神經元使用這些結構建立神經網絡，這些網絡之間的溝通，控制著你大部分的思想、行為，甚至行動。

這和發炎反應有何關聯？先讓我岔個題，講一下另一種稱為「神經膠質細胞」（Glial cell）或「微膠細胞」（Microglial cell）的特殊類型細胞，它們就好比是神經元的保鑣或特勤人員。神經元非常重要，以至於它們有自己的操縱器。你可以將神經元想成你內部公寓裡的名人，它們的保鑣意味著生意。當它們偵測到入侵者突破外牆或血腦屏障（blood-brain barrier），神經膠質細胞會讓神經元的樹突斷掉，藉此防止入侵者的侵入。當這種情況一次又一次地發生，最後只會剩下無法與其他神經元溝通的細胞本體。如果你的神經元無法互相溝通，當然會開始出現記憶與認知的問題！

我有些同事認為，失智是因為神經膠質細胞功能失調，所以正在開發藥物以阻止神經膠質細胞將樹突吃掉。我則相信是這些保鑣在保護神經元，免受假定入侵者的侵害的工作上，做得太好了。換個方式想：神經元是在整個王國外圍都設有前哨（樹突結構）的中心堡壘，神經膠質細胞（接受訊息）發現敵人（脂多醣與凝集素）正往前推進，因此回電給中心堡壘。中心堡壘的指揮官說：「趕快撤離！回到堡壘！」所以神經膠質細胞開始努力保護神經元（也就是堡壘），將所有樹突結構（前哨）都切斷，直到只剩下中心堡壘，它們再也不用擔心保護前哨。

因此，根本的問題不在於神經膠質細胞亂來，而是神經膠質細胞先被觸發。更糟糕的是，一旦神經膠質細胞把神經元變成沒有樹突結構的細胞體，它們還會像保鑣一樣擠在神經元細胞體周圍。不幸的是，它們把神經元保護得太好，即使是簡單的營養也無法進入，神經元最終也因此死亡。在帕金森氏症中，經常會看到典型的路易氏體（Lewy body），也就是被神經膠質細胞圍繞的死亡神經元。神經膠質細胞的本意是好的，不過它們反應過度，最後反而傷害到它們努力保護的東西。

當凝集素與脂多醣穿過腸壁屏障，它們不只會沿著血液散佈，也會順著腸道的迷走神經往上爬到大腦。它們在大腦中，會沉澱在黑質裡，黑質是中腦的重要結構，在運動規劃中扮演著關鍵角色。黑質裡的神經元負責製造多巴胺，當發炎反應造成腦部此區域的神經元喪失，結果就是帕金森氏症。事實上，正如我在《植物的逆襲》一書所解釋過的，以過時的手段治療潰瘍而將迷走神經切斷的患者，罹患帕金森氏症的機率只有迷走神經完整者的一半。試想：如果線路被切斷了，凝集素就進不去，不過更重要的是，大腦也不會注意到麻煩正朝它過來。

此外，入侵的凝集素與脂多醣會在腸道邊界，遭遇到大量的神經元與保護神經元的神經膠質細胞。好了，這是事情變得很有趣的地方。帕金森氏症患者有便祕的問題，我的神經腸胃病學同事懷疑，腸壁上的神經元出了問題，影響了腸道蠕動（排便）。動物實驗發現，當腸壁被破壞時，路易氏體會出現在腸道裡！隨後，帕金森氏症患者的大腸活體組織切片，也證實了動物研究的結果。

所以，即使是這項美國第二常見、每年都有超過二十萬個新病例的神經系統疾病，同樣也是源自於腸道而非腦部的改變。想要更多壞消息嗎？腸道細菌用麩醯胺酸（Glutamine）製作出來的胺基酸，也就是麩胺酸（Glutamate），可以殺死製作多巴胺的神經元。麩醯胺酸從哪來？它來自味精這項出現在許多調理食品中的增味劑。在標籤上沒看到？FDA將味精列為「公認安全」，因此並不需要在食品標籤上列出。如果你在成分標籤看到「天然調味劑」，為了你的性命與大腦的健康，請趕緊離它遠遠的！你知道阿斯巴甜會在你的腸道裡轉化成麩胺酸嗎？下次在咖啡裡加入阿斯巴甜時，請你三思而後行。順道一提，阿斯巴甜為減肥飲料中甜味劑首選的情形，一直到近年來才有所改變。

不過，還有很多可以找到解決方案的希望。加州大學洛杉磯分校長壽中心的研究人員最近完成了第一個對具有生物利用度的薑黃素的長期雙盲實驗。他們將四十名受試者分成二組，其中一組服用薑黃素，另一組每天服用安慰劑，然後再按年齡、性別與其他生物因素進行校正。研究人員發現，薑黃素組在語言記憶、視覺記憶與注意力廣度等，在十八個月後都有明顯改善。薑黃素是少數已知能通過血腦屏障來緩解神經炎症的化合物之一。

這只是冰山一角。稍後在本書中，我們會討論更多你能服用的食物與膳食補充劑，藉此滋養腸友，避免認知衰退與疾病。不過在此之前，還有幾個議題需要先提出來討論。

▼腸道的多發性硬化症

多發性硬化症（Multiple sclerosis，簡稱 MS）是一種讓人逐漸衰弱的疾病，病因是免疫系統會侵蝕稱為髓磷脂（Myelin）的神經保護層，由此導致的神經損傷，破壞了大腦與身體其他部分，或是大腦內部的通訊。就你現在對免疫系統和這條通訊路線的了解，假使這種疾病也源自於腸道，會讓你感到訝異嗎？

我們現在知道，特定腸道細菌會製造你之前聽說過的多醣，也就是調節髓磷脂形成與摧毀的物質。**如果沒有足夠的腸道細菌來生產多醣，免疫系統就會攻擊髓磷脂，導致多發性硬化症**。在一項研究中，小鼠被餵以能製作多醣的細菌。結果呢？牠們的髓磷脂受到更好的保護，也就比較不容易得到多發性硬化症。

這是否意味著，滋養腸道細菌有助於預防或治療人類的疾病？這是有可能的。對於為多發性硬化症所苦的數百萬患者來說，這著實讓人充滿希望，因為他們的治療方式往往是服用抑制免疫系統的藥物。就如我的好朋友泰瑞．沃爾斯（Terry Wahls）所證明的，多發性硬化症顯然可以透過飲食來逆轉。原本因為多發性硬化症而不得不坐輪椅的沃爾斯醫師，藉由每天吃九杯蔬菜，並將飲食中含有凝集素的大多數食物去除的方式，逆轉了自己的病情。

我最近在美國心臟協會胰臟外分泌功能不足／生活科學會議上，報告了一項以一〇二名由生物標記，證實罹患自體免疫疾病患者為對象的研究，其中包括幾位參加六個月期限「植物逆襲飲食計畫」的多發性硬化症患者。其中有九十五位患者，目前生物標記已呈陰性，毫無症狀，而且不需要服用任何免疫抑制藥物。我堅信在不久的將來，我們將會按照希波克拉底的建議，也就是經由腸道，來治療這類疾病與其他退化性疾病。

每天晚上都要洗洗腦

在你以為已經把腸道入侵者與它們如何引發神經炎症的恐怖故事讀完時，你會發現它們的犯行遠不只如此。十多年來，我一些研究阿茲海默症的同事，因為注意到患者大腦中聚積了β類澱粉蛋白，而開始類澱粉蛋白的研究。類澱粉蛋白是一種功能失調的蛋白質，會黏在一起，在細胞周圍形成纖維狀斑塊。理論是大腦會製作類澱粉蛋白，類澱粉蛋白殺死了神經元，造成阿茲海默症。而製藥公司花了數百億美元研發抗類澱粉蛋白的藥物，據稱可以治療並預防阿茲海默症。聽起來很不錯，不過這些藥物全都失敗了。為什麼？因為類澱粉蛋白根本不是來自大腦，而是來自腸道。

你的腸道細菌每次分裂或死亡時，都會產生脂多醣，當它們自己的蛋白質死亡或功能紊亂時，則會製造類澱粉蛋白。這些類澱粉蛋白被稱為「脫落分子」，因為它們實際上會從健康細菌中分離出來，然後藉由穿過脆弱的腸壁或攀爬迷走神經的方式，循著身體往上抵達大腦。一旦抵達大腦，它們會刺激腦部產生更多類澱粉蛋白，進而自給自足。除了破壞正常細胞功能以外，類澱粉蛋白也會干擾細胞之間的通訊。

這裡有兩件事。首先，如果你有健康的腸道細菌族群，它們根本不會製造類澱粉蛋白。假使它們真的製造了，只要類澱粉蛋白不離開腸道，它們永遠無法穿過血腦屏障。我們的身體已習慣處理脂多醣與類澱粉蛋白。這些「脫落分子」不會因為它們的存在，或是隨著我們年齡增長，而主動造成問題。然而，當腸道屏障的滲透性越來越強時，問題確實會出現。

其次，即使類澱粉蛋白確實抵達大腦，它們也不會主動造成傷害；研究者對許多沒有明顯阿茲海默症症狀的患者進行掃描，都可以在腦部看到類澱粉蛋白的存在。最重要的區別是這些斑塊到底是被沖出大腦，還是會留在大腦中，並刺激更多類澱粉蛋白的產生，進而自行持續製作，最後在大腦中聚積，造成阿茲海默症與其他形式的神經退化性疾病。

大腦的家務系統

身體的每個部位，細胞之間的空間必須定期清掃乾淨，清除垃圾與廢物。在你身體大部分區域，是由淋巴系統來負責這項重要的工作。淋巴液是含有蛋白質與白血球的透明液體，它流經全身，把沒有正確回收利用的垃圾排掉。一直到最近，仍然沒有人知道大腦中是否會發生類似的過程。一般認為，血腦屏障會阻止淋巴液抵達大腦。

幾年前，研究人員發現人體內有個系統可以讓腦脊髓液流過大腦，將細胞之間的空隙清理乾淨，就如淋巴液在身體其他部位的功能一樣。這稱為「膠淋巴系統」（glymphatic system）。為了讓液體能有空間清洗大腦，在你進入深度睡眠時，你的細胞實際上會縮小，讓整個「洗腦」過程以清醒時的二十倍速度進行，這也解釋了為什麼晚上睡個好覺有助於恢復精力。當你

有了足夠的深度睡眠，大腦的垃圾和廢物被清乾淨了；你醒過來時，就會覺得煥然一新。

所以，只要你在合理的時間睡覺，你每天晚上應該就可以獲得全面的洗腦治療，對吧？不幸的是，情況並非如此。你之前讀過我小時候吃東西後一小時內不准下水游泳，那是因為母親擔心我所有的血液都會聚集到胃部，去消化我吃下的東西，沒有血液能流到肌肉，讓我有力氣游泳。信不信由你，同樣的原則也與睡眠有關。

「膠淋巴系統」在睡眠週期的特定深度睡眠階段中最為活躍，而膠淋巴系統就如消化系統，需要大量血液流動幫助。這就表示，如果你吃飯與睡覺的時間相隔太短，你的血液會流到腸道幫助消化，無法抵達大腦完成重要的洗腦活動。在這種狀況之下，大腦會受到缺乏血液流動之苦，因為你的身體專注在消化食物。對你來說，這樣的結果幾乎和溺水一樣嚴重。如果你的膠淋巴系統無法有效洗腦，類澱粉蛋白與包括凝集素與脂多醣在內的其他毒素，最後就會聚積在大腦內，你現在應該知道這會有什麼後果。不幸的是，這個「清洗週期」可能是神經退化性疾病中，最被忽視與誤解的一個層面。

幸運的是，有一個簡單的解決辦法：儘可能拉長一天中最後一頓飯與睡覺時間之間的間隔。就如我的同事好友戴爾・布雷德森博士（Dale Bredesen），也就是《終結阿茲海默症：第一個預防並逆轉認知衰退的計畫》（The End of Alzheimer's: The First Program to Prevent and Reverse Cognitive Decline）一書的作者所指出的，吃完最後一餐與睡覺之間的時間，至少要間隔四小時。記住，「飯後一小時」的規則比較像是有點道理卻不科學的陳腔濫調。不幸的是，你的身體需要不只一小時來消化晚餐，之後你才會有足夠的血液流動來洗腦。這也就是說，如果你十一點睡覺，你在七點以後就不應該吃任何東西。**有句古老諺語說得很好：「早餐要吃得像國王，午餐要吃得像王后，晚餐要吃得像窮人。」**很不幸的是，我們的文化卻促成了完全相反的情形，晚餐吃得很豐盛，而且時間很晚。更糟糕的是宵夜，這讓你的身體在晚上應該專注清除大腦裡髒東西時，卻得花時間去消化食物。

我可以理解，在晚餐與上床時間之間，不可能總是有四小時的間隔。我有許多病人的工時很長，或是晚上和朋友、同事、客戶約會的時間很晚，也不想等到四個小時後消化完畢，再上床。為了不犧牲你的時間安排或精神健全，卻又要獲得完整的清潔效果，我在「長壽悖論計畫」裡安排了「洗腦」日。每週一次（或更多），在你方便的時候，你可以跳過晚餐，確保血液可以在你睡著以後，自由流動到大腦。你就把這個洗腦日當成自己太忙無法每天打掃時，每週一次的深層清潔。你也會獲得你之前讀到以短暫斷食給細胞帶來壓力的所有好處。

▼肥胖與大腦

因為肥胖對全身的發炎反應所造成的影響，讓它成為失智症的主要危險因子。倫敦大學學院的一項最新研究針對三十八年以來超過一百萬歐美人進行調查，發現身體質量指數（BMI）較高的人比較容易罹患失智症。事實上，中央型肥胖（腸道位置）的人受到的影響最大。因此請記得我的老話：**胖在肚子的人運氣很差**！這進一步說明了生活在三百六十五天生長週期的危險。

在下一章裡，你會讀到更多有關實際導致肥胖的原因。不過現在請放心，長壽悖論計畫會幫助你安全減重，改善身心健康。

為你的大腦而吃

令人驚訝的是，有一種食物幾乎可以抵消我們剛才討論過的所有損害，大大降低你罹患失智症或其他神經疾病的可能性。那就是大多數人都很喜歡的食物：**特級初榨橄欖油**。我常說，吃任何食物的唯一目的，就是要吃進更多橄欖油。橄欖油是地中海飲食的日常必需品，也出現在地球上三個最長壽社區的飲食中，橄欖油一直以來都被認為是能治百病、帶來健康長壽的良方。而且，關於橄欖油與大腦健康的新研究非常令人信服，所以它應該被當作避免或減緩失智症發展的療法。

我很樂意替你開個橄欖油處方箋，不過我也希望你不會需要這樣的東西。你只要去鄰近的好市多或超市找找，確保你買到的是初榨冷壓橄欖油即可。而且橄欖油不一定得是義大利生產的，美國也有很多價格合理的好品牌，例如：加州橄欖園（California Olive Ranch）或巴里亞尼（Bariani）。

但是，為什麼橄欖油是好東西，它又是怎麼影響大腦的？我們很早就知道，**橄欖油具有抗炎特質，是因為橄欖油含有大量多酚**。請記住，你的腸道細菌會將多酚轉化成抗炎化合物。此外，它們也會抑制腸道壞菌製造會損傷血管的化合物，我之前提過這種由動物性蛋白質形成的化合物，叫做氧化三甲胺（Trimethylamine N-oxide，簡稱：TMAO）。單憑這一點就可以解釋，為什麼食用橄欖油可以降低阿茲海默症的風險。不過，我們現在也知道，橄欖油的另一項好處是會引發自體吞噬的細胞回收過程。事實上，被餵以大量橄欖油的小鼠比吃傳統食物的小鼠具有更高的白體吞噬率。此外，食用橄欖油的小鼠在記憶力與學習測試的表現，都比不食用橄欖油的同類來得好。

不過，橄欖油的好處不只是在自體吞噬方面。被餵以橄欖油的小鼠，大腦中類澱粉蛋白斑塊的數量也比較少。怎麼會這樣？結果顯示，富含橄欖油的飲食會刺激腦幹內的神經元釋放一種叫作類升糖素胜肽1（Glucagon-like peptide-1，簡稱：GLP-1）的激素。這種激素能降低血糖，而且還有許多益處，如：減重與降低發生低血糖症的風險。由於GLP-1對血糖數值的作用，GLP-1補充劑也成為前景看好的第二型糖尿病治療方案。

此外，GLP-1會保護大腦中的突觸活動（樹突與軸突之間的重要聯繫），免受類澱粉蛋白毒性的影響。這是透過刺激「大腦衍生神經滋養因數」（The production of brain-derived neurotrophic factor，簡稱：BDNF）的產生來達成，BDNF是一種非常有益的蛋白質，能促進樹突與軸突的生長，並支持它們的相互聯繫。這也就意味著，橄欖油實際上可以幫助你的神經元，讓神經元在神經膠質細胞吞噬樹突結構以後進行修復。然而，即使你的神經元沒有受到發炎反應損害，BDNF也能支持新神經元的生長，從而改善長期記憶與認知能力。

沒錯！只要吃橄欖油就能降低發炎反應，刺激自體吞噬，支持新神經元的生長，幫助樹突結構的再生，以形成神經網絡，並保護大腦免受任何沒在晚上被排掉的類澱粉蛋白的負面影響。就像我說的，為什麼還要去吃不淋上橄欖油的東西呢？

在西班牙最近發表的一項為期四年的研究中，四百四十七名六十七歲的成年人被分成三個飲食組：一組被要求每週食用一公升橄欖油（每天約九至十大匙），一組每天吃三十公克核桃，一組每天吃下與前兩組相近的卡路里量，不過要遵循低脂飲食。根據研究開始前與四年飲食計畫以後所進行的腦功能測試，低脂組的記憶與認知能力顯著下降，核桃組的記憶力顯著提高，而橄欖油組的整體認知能力顯著提高。請注意：**吃堅果與橄欖油會讓你變聰明**！迄今所學到的應該很清楚：**這些食物都能讓你的腸友變得更好**。

橄欖油的好處解釋了為什麼地中海飲食一直會和健康變老聯想在一起，儘管地中海飲食含有大量穀物。地中海飲食的橄欖油能抵銷穀物凝集素的負面效應，讓你一直到老年仍然能把大腦好好地保護著。地中海飲食如何影響腸道健康的研究已經證實了這一點，研究員讓一組猴子吃地中海飲食，另一組吃西方飲食，經過二年以後，地中海飲食組的微生物群落多樣性明顯更高，益菌對壞菌的比例也比較高。這很簡單：**如果你想要更健康的微生物群落，因此獲得更健**

康的大腦與身體，就應該吃大量的橄欖油！

在另一項研究中，蘇格蘭的研究人員追蹤了超過四百名年紀在七十三至七十六歲之間的老人，分析他們的飲食，然後在三年的時間內，定期掃描他們的大腦，藉此了解他們的飲食習慣如何影響大腦的健康。他們發現，多吃橄欖油、少吃油炸食品與紅肉的人，大腦萎縮率大約是同個年齡層正常人的一半。他們得到的結論是，受試者的飲食對大腦提供了長期的保護。

這些結果相當值得注意。不過，若你思考到目前為止所學的一切，就會發現這其實很合理，相較於高炎性油炸食品與動物性蛋白質的飲食，富含橄欖油的飲食，更能讓神經元死亡的數量減少，而且還能促使新的腦細胞生長。

來點魚吧！

當我研究ω3脂肪酸指數時，特別是我最近造訪了阿恰羅利（Acciaroli），這個全球百歲人瑞比例最高的小鎮之後，地中海飲食的另一個組成一直吸引我的注意力。這個組成是小型魚類的攝取。一項最近發表的研究針對將近四十萬男性與女性進行了十六年的追蹤調查顯示，那些攝取最多魚肉和長鏈ω3脂肪酸的人，不只總死亡率顯著較低，心血管疾病與呼吸道疾病的死亡率也顯著下降。更引人注目的是，攝取最多ω3脂肪酸的女性，阿茲海默症死亡率低了將近

40%！但是，吃炸魚無法達到相同的結果，所以請放棄炸魚薯條吧！

丹尼爾．阿門（Daniel Amen）最近用單光子電腦斷層掃描（SPECT，一種核子醫學造影）掃描的結果非常驚人：ω3脂肪酸指數較高的患者，在腦部有關學習、記憶與避免抑鬱的區域血流量增加。ω3脂肪酸指數最低的患者，同樣區域的血流量減少非常多。《神經病學》（Neurology）期刊發表的一項研究表示，研究人員在追蹤超過一千名女性長達八年，觀察同樣的ω3脂肪酸指數以後發現，相較於ω3脂肪酸攝取量最低者，ω3脂肪酸指數攝取量最高的女性腦部較大，記憶區域（海馬體）也較大。因此，俗語說得對：「吃魚可以補腦！」

那麼，什麼才是最佳的ω3脂肪酸來源呢？在我的病人群中，每天吃沙丁魚或鯡魚的人，在不吃補充劑的情況下，含有最高的ω3脂肪酸指數。值得注意的是，我來自西雅圖與溫哥華的病人，即使每天吃野生鮭魚，仍然無法在不吃補充劑的狀況下，達到同樣的高指數。這些又讓我們回到阿恰羅利的百歲人瑞與老朋友基塔瓦人身上：他們主要吃鯷魚與其他小型魚類。討厭沙丁魚和鯡魚？別擔心，還有許多方法可以幫助你攝取長鍊ω3脂肪酸，而且不是純素主義者以為的亞麻籽油。

▼補充綠色蔬菜！

你已經知道，吃下綠葉蔬菜會讓腸友感到歡喜。當你這麼做的時候，它們會為你的大腦提供能量，作為回報。塔夫茨大學的一項重要研究，針對年紀在五十八至九十九歲的將近一千名參加者進行將近五年的追蹤。研究結果顯示，每天只要吃一份綠葉蔬菜，就會減緩大腦的老化過程。具體來說，按年齡、性別、教育、認知活動參與度、體育活動、吸菸、海鮮與酒精的攝取進行校正以後發現，每天固定攝取綠葉蔬菜的參加者，將認知能力下降的速度延緩了十一年。想像一下，每天只要吃綠葉蔬菜，就能讓你的大腦年輕十一歲！這正是你可以透過長壽悖論計畫達到的效果。

你的腸友修行瑜伽

毫無疑問的是，冥想與瑜伽對大腦有許多正面的效果。不過，我相信這些變化都不會直接發生在大腦裡，而是腸友非常喜歡你做冥想或瑜伽，因此當你在進行這些活動時，它們會透過改善大腦的方式來回報你。我有些病人並不喜歡這種微小單細胞生物，可以控制「更高等」生物，如：人類的情緒、情感與意志力等的想法。他們寧可相信自己掌控著自己的腦部。好吧，我很抱歉，不過你得要克服這樣的心理，你只是體內微生物群落的運輸工具與公寓。既然如此，乾脆它們想要什麼就給什麼吧！

瑜伽與冥想（瑜伽會導致冥想狀態）和腸道之間的關聯，全都可以歸結到壓力。不健康的壓力指數（不是能帶來益處的興奮作用）會影響到腸道，讓壞菌增殖，也會改變腸道的通透性。事實上，極端的壓力會讓腸道壞菌增加，造成腸漏。

在小鼠實驗中，當小鼠遭受壓力，牠們的腸道好菌會減少，壞菌會增加，導致腸道產生更多發炎細胞激素（Inflammatory cytokines）。在一項人類研究中，研究人員檢驗了四十六位抑鬱症患者與三十名健康對照組的糞便微生物群落組成，發現兩組的差異非常大。在抑鬱症患者身上促炎性壞菌數量增加，腸道好菌族群數量下降。**你的腸道細菌負責你的健康，而你的心理健康也包括在內**。

請這樣想：如果你的內部公寓呈緊繃狀態，或是缺乏腸友需要的食物，它們就不會喜歡那裡的生活，會往更好的環境搬遷，讓壞菌趁虛而入。然後，整個情況很快就會惡化。壞菌不像你的腸友，不會生產足夠的有益短鏈脂肪酸和激素。舉例來說，你的腸友會製作去甲基腎上腺素（Norepinephrine），這種激素在腦部的作用是增加警覺、專注力與注意力，它們也會製作「血清素」，一種會讓人「感覺良好」的神經傳導物。其他腸道益菌還會製作 γ-胺基丁酸，之前讀過，一種能讓神經元平靜，讓人感覺放鬆的物質。

因此，它是雙向的。壓力會改變腸道的微生物群落，而腸道微生物群落的改變，會讓人產生壓力感。怪不得我有許多病人在初次看診時，都在服用抗抑鬱與抗焦慮藥物。因為他們的腸友很抑鬱地離開了公寓。

當然，冥想或瑜伽最大的好處就是減輕壓力；這就能為你的微生物群落帶來正面的改變，而這些實踐帶來的所有認知益處，也正是這些微生物群落造成的。有些益處有助於預防阿茲海默症，其他則可能大大延長你的壽命。小鼠研究顯示，腸道微生物對於提升應對壓力情況的能力，有著至關重要的影響。事實上，將焦慮嚙齒動物的微生物群落，移植到非焦慮個體上，會造成更多焦慮的個體！

那麼，我的患者的腸道細菌真的製造了讓他們所苦的焦慮感嗎？我和許多同事都是這麼認為。換言之，相較於大腦的「感覺」，腸道微生物的組成與你的焦慮程度有更高的關聯性。當然，外在環境也可能會影響到你的感覺。我在愛爾蘭科克大學學院的同事總結：「**對環境壓力的恢復力，似乎大大受到微生物組成所影響。**」

在加州大學戴維斯分校，研究人員將科羅拉多州香巴拉山中心冥想閉關活動的三十位參加者，與活動等待名單上的人進行比較，並按照年齡和一般健康狀況進行校正。活動參加者會在連續三個月的時間內，每天進行六小時的冥想。三個月以後，參加者的端粒酶（Telomerase）活性平均比對照組高出30%。端粒酶是能活化端粒的酵素，如前所述，端粒的長度可能是長壽的標識。什麼會導致端粒活動增加？答案是幹細胞。而幹細胞又是受到腸道細菌所活化。冥想讓參加者的腸道細菌感到快樂，它們告訴幹細胞增加端粒酶，這樣它們就可以長久住在舒適無壓力的地方。聽起來像是個騙局，不過是真的。

另一項研究是以印度海軍的健康男性志願者為對象，研究人員將參加者分成兩組，一組練瑜伽和冥想六個月，另一組則進行常規體能訓練。瑜伽冥想組的穀胱甘肽（Glutathione）活性在六個月後顯著增加。穀胱甘肽是重要的細胞內抗氧化劑，可以保護你不老化。猜猜它的生產是由什麼提供動力？答案是丁酸鹽，你的腸友所生產的有益胺基酸！在這種情況下，腸道細菌喜歡你透過瑜伽來操控腸道，因此它們會製造更多丁酸鹽，進而讓穀胱甘肽數量上升，防止老化。

其他研究顯示，瑜伽與冥想能藉由增加BDNF的數值來防止與年齡相關的退化，進而保護你的神經元免受發炎反應的影響。那麼，BDNF從何而來？它們也是你的腸道細菌製造的。其他研究顯示，練瑜伽的人的前額葉皮質與海馬體的灰質濃度都明顯較高，少有認知障礙的問題。這種BDNF的增長，解釋了為什麼即使大多數人隨著年齡增長失去腦質量，但長期冥想者卻沒有這樣的問題。他們還因此提高了語言與視覺技能，也增強了總體意識與注意力。麻薩諸塞州總醫院的一項全新研究顯示，其他形式的運動也有利於大腦，能促進BDNF的製造，同時有助於清潔大腦，創造一個更好的環境，讓新的神經元可以生長。

承認吧！你就是你體內細菌的家，它們喜歡你練習瑜伽和冥想，也希望你能一直實踐到老。所以就試試看吧！看看怎麼樣，讓自己喜歡上這些活動。不過，這裡還是要提出警告：冥想無法治癒一切。如果不為你的微生物群落好好調整飲食，保護你的腸壁，那麼冥想也起不了多大的作用。

請讓我分享一個最近的例子。有位名叫渡邊愛子的日本冥想專家，是狄帕克·喬布拉（Deepak Chopra）在日本的代表與翻譯，她最近來找我。她一直為令人日漸衰弱的類風濕性關節炎所苦，曾試圖藉由飲食和冥想來治療。不幸的是，她的努力並沒有奏效。她來找我時，已經換了兩個膝關節，正在服用兩種免疫抑制劑，而且全身疼痛難忍，幾乎臥床不起。她一直遵循大自然長壽飲食與阿育吠陀飲食，其中包括許多糙米，一種會破壞她的腸壁，並導致發炎反應的凝集素主要來源。自從開始進行我的治療方案以來，她已經停了好幾個月的藥，而且再也沒有疼痛問題。她最近來我的辦公室，讓我看看在她身上發生的顯著變化。了不起？是的。不過，當你恢復腸道正常功能時，一樣可以得到了不起的效果。

這並不是說冥想與瑜伽對抵抗發炎反應毫無幫助，不過我發現，除非你將這些實踐結合限制凝集素的飲食，避免腸道遭受破壞，並且補充食物來滋養你的腸道細菌，否則你不太可能體驗到全部的好處。做出這些改變，我保證它們會回報給你一個更年輕的身體。

Chapter 7 外表越來越年輕

儘管，我的病人們對於老化的主要擔憂，通常與疾病的發展、記憶力的喪失、疲勞與行動不便等有關。不過讓我們面對現實，每個人都有次要的顧慮，那就是在鏡中看到的自己。

有些人可能認為，隨著年齡增長，在外表上耗費精力只是徒勞。不過，我不同意這樣的想法，畢竟一個人的外表關乎他的自尊，進而影響到精神健康，而這是健康狀況的一個重要預測因素。體重並不只是一個關乎門面的問題；自一九八〇年代以來，有80%的人口體重增加了十公斤以上，讓自己面臨罹患前述所有疾病的風險變高。

然而，另一個必須注重外表的原因，在於你的外在直接反映出身體內部的狀況。因此，如果你在過去幾年體重直線上升，也注意到自己的皮膚變得越來越薄、皺紋越來越多，或有褪色的情形，你就可以確定身體內應該是有什麼東西變得不好了。雖然我們無法避免某些外表的變化，但是完全可以保持皮膚柔軟有彈性，逆轉已經造成的損傷，並減輕體重，且隨著年齡增長變得更好。

你先前已經了解，你的腸道表面積約有網球場大小，覆蓋面積比你的皮膚要大得多。然而在許多方面，腸道的功能就如你的皮膚：它保護你免受「大自然的力量」影響，有感覺，還能把吞下的食物與微生物群落分隔開來。你有沒有想過，為什麼大部分老年人的皮膚看起來都很薄？這種皮膚變薄的現象，與腸壁變弱、讓更多討厭的脂多醣與壞菌進入血液有直接的關連。隨著你內部皮膚開始損壞變薄，這樣的老化與變薄也反映在你每天從鏡子裡看到的皮膚上。

試想看看：當你想買房子時，查看房地產清單的第一件事，就是房子的外觀。你可以從外觀了解到很多關於房子的情況。它被顧得好不好、景觀整理得漂不漂亮、是否剛上漆、有沒有明顯的漏水跡象或其他損壞？若這些都沒問題，那麼就可以假設房子內部也很乾淨，讓人感到舒適。如果外頭雜草叢生、明顯長霉、窗戶毀壞、油漆剝落且木頭腐朽，那麼房屋內部大概也慘不忍睹。

我自己就是個很好的例子；而我認識已高齡九十歲、看來卻像六十五歲的艾迪絲．莫瑞（「蜜雪兒」）也是。一般人知道我已經六十八歲時，通常會非常吃驚，而且至今我沒有讓任何皮膚科醫師（或整形外科醫師）賺過我一毛錢。事實上，我只是單純調整了飲食，把腸道治好，結果你瞧，我的皮膚變得更光滑，體重也大幅減輕。同樣的，事情也可以發生在你身上。

請記住，你身上99%的基因不是你的基因，它們屬於你的腸道細菌，而這些腸道細菌由內到外負責著你的美觀。

你的體重與腸友

回想一下，你之前讀過的格言：「**吃什麼就像什麼的說法並不正確，應該是腸友消化了什麼，你就變成什麼樣子。**」講到你的體重，這個說法再真實不過，卻常常被忽略。芝加哥大學醫學中心日前公布的一項新研究，證實了腸道微生物對體重管理的重要作用。當研究人員分析生活在上胃腸道的腸道細菌時（大部分腸道研究都著重在大腸部分），他們發現了一個關於體重為何會隨著年齡而增加的重要線索：有一株生活在上胃腸道的細菌，會幫助你快速消化並吸收高脂肪食物。可怕的是，它們會努力增殖以跟上工作進度，所以吃下的脂肪越多，你體內就會有更多這樣的細菌。如果你的飲食習慣是標準的西方飲食，隨著時間推移，你體內的這種細菌會越來越多。結果就是，它們快速有效地消化所有脂肪，讓它進入你的身體。再一次，造成差別的並不是你吃下的卡路里，而是「它們」提供給你的卡路里。

同個團隊又做了另一個研究，試圖證明整個機制。於是幫沒有這種能消化脂肪的細菌的無菌小鼠餵食高脂肪飲食，但牠們並沒有變胖。那麼，這些脂肪都到哪兒去了？脂肪都隨著糞便被排出了。牠們的糞便中有相當高的脂肪含量。更令人信服的是，當那些無菌小鼠被暴露在那些能消化脂肪的細菌中，然後再次餵予高脂肪飲食，牠們的體重確實增加了，因為這一次牠們的腸道細菌能幫助消化並吸收脂肪。

當你照顧好腸友，它們也會反過來照顧你。就是這樣！高脂肪飲食會餵養那些想要佔據腸道的壞菌，讓那些想幫助你保持年輕苗條的腸友的家園腐壞，也讓腸友挨餓。你必須用微生物群落喜歡的食物，為它們提供能量，才能以最大限度提升自己的門面，而這些都是你在長壽悖論計畫中將會吃到的食物。

讓你發胖的內分泌干擾物

你之前已經讀過有關內分泌干擾物的危險。除了促進早期生長與青春期發育以外，這些干擾物也會讓成年人隨著年齡增長而不斷增加體重。這是導致肥胖流行的一個主因，不過很少有醫生會在有體重困擾的病人身上看出這一點。

這些化學物質主要的干擾對象是「雌激素」（Estrogen），我們一般講到雌激素會聯想到女性，實際上這種激素在兩性身上都存在，只是數量不同而已。在育齡婦女身上，雌激素的主要功能在於告訴細胞儲存脂肪，為即將到來的妊娠做準備。對於過去成長在每年有生長週期與消退週期的人們來說，這是非常重要的。在生長週期中，女性體重會增加，如此以來她（和她的孩子）就能在接下來資源較不豐的時期，倚賴儲存的脂肪維持生命。事實上，這也是為什麼非常瘦的女性運動員，有時候不會有月經的原因。她們體內的脂肪儲存計數器，認為她們沒有足夠的脂肪儲存來滋養嬰兒，也就不會冒上浪費寶貴卵子的風險。

然而，我們現在生活在三百六十五天生長週期，坦白說，無論女性是否有計劃生育，都沒有必要提前儲存脂肪，因為母親與嬰兒隨時都可以取得食物。但是，當環境中的毒素在一名男性或女性的體內模仿雌激素時，無論我們在生理上是否有懷孕的能力，我們的細胞都會得到要儲存脂肪的訊息。這也是為什麼有些女孩在八歲就進入青春期，以及許多男性病患，在初診時，都有「男性女乳症」，並且大腹便便宛如懷孕的情形。

即使是職責在於保護消費者的美國國家環境保護局（FDA）與食品藥品監督管理局（EPA），也一直嘲弄著微量類雌激素化合物可能造成人體麻煩的想法。然而，我們經常從環境中吸收到微量的類雌激素化合物，其累積效應卻比雌激素本身來得更強大。正常的雌激素會連接脂肪細胞上的受體，傳遞訊息，然後離開，而類雌激素化合物卻會附著在受體上，永遠不會離開，讓脂肪細胞持續打開儲存脂肪的開關；進一步破壞了正常的細胞訊息傳遞。由於這些化合物的操弄，無論成年與否、男性或女性，為了不存在的妊娠做準備，都會持續不斷地儲存脂肪。

為了避免隨著年齡增長所產生的體重增加，以及隨之而來的健康問題，就必須避免接觸這些內分泌干擾物。以下羅列出最常見也最有害的內分泌干擾物。

雙酚A

自一九五七年來，雙酚A一直被用於塑料的商業生產。它也被用於水管內層，以及許多食品與飲料罐的內側塗料。在過去十年左右，科學家注意到這種化學物質，有類似雌激素的效果。FDA目前已經終止了將雙酚A用於嬰兒奶瓶與嬰兒配方奶粉罐的授權。雙酚A在加拿大與歐洲完全被禁止，不過在二〇一五年，一件試圖迫使FDA禁止雙酚A的訴訟卻因為有力團體的遊說活動而被駁回。二〇一七年，歐洲化學品管理局宣布，由於雙酚A具有內分泌干擾物的特性，應被列為「高度關注物質」。

由於民眾對於雙酚A的意識（以及放棄購買），有不少公司已選擇停用這種物質，不過仍有許多公司繼續使用。此外，雙酚A的「安全」替代物雙酚S，最近也被發現具有相同的內分泌干擾特性。因此，我建議透過以下方式儘可能減少接觸：

- 除非看到「不含雙酚A塗層」的標示，否則應避免罐頭食品（如果買不到新鮮食材，可以購買冷凍食品）。
- 用玻璃容器代替塑膠容器來儲存食物。
- 不要將食物與塑膠容器一起放入微波爐加熱（熱能會導致雙酚A從塑膠釋出，滲入食物中）。
- 使用玻璃或不鏽鋼水壺代替塑膠水壺。
- 確保任何塑膠玩具（尤其是可能被放進嘴裡的幼兒玩具）都不含雙酚A。
- 要求收銀員將收據（含有雙酚A）直接放入你的包裡，或就扔掉它吧！

鄰苯二甲酸酯

這些用來軟化塑膠的合成化合物出現於二十世紀早期，現在普遍存在於牆面塗料、塑膠地板、洗碗手套、用來包裝肉與魚的生鮮盤、你用來包剩菜的保鮮膜，甚至是孩子們的玩具裡。由於它存在於保鮮膜與生鮮盤，所以鄰苯二甲酸酯於食物裡也是無處不在。鄰苯二甲酸酯也是芳香溶劑，因此會出現在髮膠、潤滑劑、驅蟲劑，以及成千上萬家庭用品與個人護理用品中。

在動物與人類研究都不斷地顯示出，鄰苯二甲酸酯與內分泌紊亂的關聯性。一項研究中，它們被認為與老鼠異常小的睪丸有關。在人類研究，男性尿液中高濃度的鄰苯二甲酸鹽代謝物，被認為與精子DNA受損有關。年輕時接觸這些化學物質，可能會讓女孩的乳房過早發育。若臍帶暴露在高於正常濃度鄰苯二甲酸酯的嬰兒，更有可能早產。

這些化合物會和腦部雌激素受體接得牢牢的，也會永久接連在細胞的甲狀腺素受體上，讓真正的甲狀腺素無法傳遞訊息。我常在病人身上看到這一點，他們的身體製造了大量的甲狀腺素，卻有甲狀腺功能低下的症狀（包括體重增加）。雖然歐洲國家、加拿大與中國的研究人員都曾經進行調查，試圖了解這類化學物質在食品供應中的含量，但美國的第一項研究一直到二〇一三年才開始進行。這項研究觀察了紐約州北部一個相對未受污染的族群，發現人類的鄰苯二甲酸酯主要來源為：穀物、牛肉、豬肉、雞肉與乳製品。

為什麼我有這麼多固定吃著全穀物食品與去皮雞胸肉（包在富含鄰苯二甲酸酯的包裝裡），看起來又累又胖、頭髮稀疏的患者，但是他們的醫生都向他們保證，他們的甲狀腺素指數正常。當然，他們的身體會製造大量的甲狀腺素，不過這些激素卻因為鄰苯二甲酸酯擋道，而無法與細胞溝通。但是，當我們把飲食中富含鄰苯二甲酸酯的食物移除，這些病人的體重就開始下降，變得精力充沛，也開始覺得自己年輕了幾十歲（外表亦然）。

如何避免鄰苯二甲酸酯：

- 避免食用大部分穀物、傳統養殖的肉品，以及乳製品。
- 使用玻璃或不鏽鋼水壺代替塑膠水壺。
- 不要將食物與塑膠容器一起放入微波爐加熱。
- 購買個人護理產品時仔細閱讀標籤，確保有「不含鄰苯二甲酸酯」的標示。

▼膳食補充劑與防曬用品

許多傳統防曬用品都含有大量鄰苯二甲酸酯與其他內分泌干擾物。購買防曬用品時，應尋找以氧化鈦或氧化鋅為基底，而且沒有對羥苯甲酸酯之類防腐劑的產品。不過，更好的作法是吃下大量的維生素C作為防曬手段。

證據顯示，如果我們體內有足夠的維生素C，就能避免陽光對皮膚的損害。多年來，我每天服用一千毫克的緩釋型（time-released）維生素C補充劑兩次，因此很少看到南加州太陽在我的皮膚上留下什麼痕跡。除了新世界的猴子與豚鼠以外，人類是唯一無法自行合成維生素C，而需要倚靠食物（或膳食補充劑）來獲取足夠劑量的動物。然而，除了製作維生素C最後階段需要的酶以外，我們體內確實具有所有必需的酶。因此，這到底是什麼情況呢？

演化生物學家相信，當人類演化時，飲食中有大量的維生素C，因此製造維生素C的過程，就被我們的基因給「排除」了。雖然消除我們製作維生素C的能力可以節省能量，並利用多餘的能量來儲存脂肪，但現在我們卻因為攝取的維生素C不足而有了麻煩。一九六六年，諾貝爾獎得主萊納斯．鮑林（Linus Pauling）觀察到人體會使用維生素C來修復膠原蛋白的裂縫，進而發現人類並不具有製造維生素C的能力。膠原蛋白是人體內最豐富的蛋白質，被用來建構結締組織、皮膚與血管。你可以把它當成混凝土中的鋼筋，當膠原蛋白斷裂，而維生素C含量不足而無法修復得很好時，我們就會長皺紋。紫外線造成的損傷也是如此：陽光會造成膠原蛋白破裂，進而對皮膚造成損傷；維生素C可以把膠原蛋白再次組織起來，但前提是你得有足夠的維生素C。

因此，維生素C補充劑是一種美容食品。不過，問題在於它們是水溶性的，會很快地隨著尿液排出體外。此外，身體能吸收的維生素C也有上限，如果你吞下更多補充劑，你不但不會吸收得更多，還可能腹瀉，因為身體會將任何無法吸收的東西排出體外。動物研究顯示，你需要大量維生素C才能維持健康的皮膚與血管，因此每天服用兩次緩釋型維生素C補充劑，應該足以應付你的防曬需求。

砷

這種眾所周知的毒素，也是一種會殺死你腸道細菌的抗生素，同時也是內分泌干擾物，著實是一種三重威脅的毒物！但是不知為何，它仍然被用來替看來病懨懨的雞肉上色，讓肉變成漂亮的粉紅色。

砷是一種即使是小劑量仍然有害的毒素。只要一百毫克就能把你殺死，即使小於此劑量也會讓你的壽命減短，讓生活變得更不舒服，完全不會讓你更強壯。

為了避免砷：

- 請停止食用以傳統方式飼養的雞隻。它不是健康食品。
- 避免食用大部分穀物，尤其是米類，因為它們含有砷。

偶氮甲醯胺

偶氮甲醯胺是另一種內分泌干擾物，常用於人造皮革製品、地毯襯墊與瑜伽墊製作過程中的發泡劑，也被用來漂白麵粉及麵團的調理。大部分速食店如：溫蒂漢堡、麥當勞、漢堡王與Arby's（美式三明治連鎖速食店），都會在他們部分或全部的麵包產品中，用到偶氮甲醯胺，儘管歐盟與澳洲早已禁止使用偶氮甲醯胺。而在美國，只有Subway已主動將偶氮甲醯胺從產品中去除。

偶氮甲醯胺已被證實會引發哮喘與過敏，也會抑制免疫功能，特別在被加熱或烘烤（這通常發生在麵包上）時。此外，這種化學物質也被證實，會將麩質分解成兩種單獨的蛋白質：穀膠蛋白與小麥穀蛋白，讓它們更容易被利用，也因此對腸道有更強的刺激作用。

為了避免偶氮甲醯胺：

- 不要吃速食。
- 避免大部分穀物。
- 如果你會吃麵包，請選擇以有機方式發酵的種類（例如天然酵母酸酵種），且只有在旅行到美國以外的地方才能吃，因為大部分美國種植的小麥都含有除草劑嘉磷塞。歐洲現在也批准了嘉磷塞的使用，所以很快就沒有安全的地方了。

藍光

除了干擾內分泌的化學物質之外，我們還經常暴露在人造藍光之下，這也會有同樣的效果。怎麼說？這得回到我們的週期性。數千年來，我們的祖先隨著日光變化，來尋找食物與進食，尤其與日光光譜中的藍光波長有關。

直到現在，人類的身體仍會對這些信號做出反應。漫長的白天與短暫的夜晚，會讓你的身體知道夏天到了，該去尋找食物，尤其是水果中的糖分，好為即將到來、食物可能短缺的冬天儲存脂肪。相反地，短暫的白天與漫長的夜晚，則告訴身體那是冬天，你應該少找點食物，因為食物資源不豐，需要更多能量才能取得，你可以只靠在夏天儲存的多餘脂肪維生。

在幾乎沒有食物的情況下，打獵或採集都是沒有意義的，因為你消耗掉的卡路里可能比獲得的還多。身體討厭浪費，因此與其在冬天尋找食物，我們會在冬天燃燒之前獲得的脂肪。瘦素這種激素會讓我們感到飽足，它在冬天會發出信號，讓我們停止進食，開始燃燒儲存的脂肪。這種利用葡萄糖（食物）與儲存脂肪作為燃料的季節性週期，被稱為「代謝靈活度」（Metabolic flexibility），而這種週期的指示是由藍光來調節的。有更多藍光，則告訴我們要消耗更多葡萄糖；反之，較少藍光則表示應燃燒的脂肪。

聽起來很簡單，對吧？然而，我們的生活環境現在卻完全被藍光所支配。電視、手機、平板電腦、其他電子設備，甚至節能燈泡都會發出藍光，而藍光也會干擾睡眠。藍光會抑制褪黑激素的產生，褪黑激素能幫助入睡，而因為藍光導致的睡眠不足也與肥胖有關。

藍光還會刺激讓你感覺饑餓（饑餓肽）與清醒（皮質醇），這些當然都會造成體重增加。此外，由於我們的基因程式設計，將藍光與日光聯想在一起，這種持續性暴露在藍光下的情形，會讓身體以為你身處永夏，應該為資源不足的冬季做準備，持續增重，而這個冬季是永遠不會到來的。誰知道光會對我們的身體造成這麼大的禍患呢？因為以上原因，我建議你儘量減少藍光照射，尤其是晚上一定要避免藍光：

- 太陽下山後就把所有電子設備關掉。
- 上面的建議不切實際嗎？那麼太陽一下山，就戴上藍光眼鏡，一直到你去睡覺為止。
- 入睡後，若有起床行動，請使用紅色的夜燈來照明。

- 在電腦上安裝「f.lux」之類的應用程式，藉此減少螢幕發出的藍光量；啟動手機、平板電腦與電腦的夜間模式。

除了避免這些有害的內分泌干擾物以外，你在長壽悖論計畫裡還會回到腸道細菌演化時的自然週期，這會讓它們快樂，進而讓你保持苗條、活力與年輕。

皮膚就是腸道內側翻過來

我們已經講過，基本上，你的腸壁就是把皮膚往內翻的寫照。**在腸道裡發生的事情，都會顯現在你的皮膚上**。但是，就如你的腸壁與腸道微生物持續不斷地接觸溝通，生活在你皮膚上的數萬億個細菌也不該被忽略。這些細菌通常被稱為你的皮膚菌群，包括一千多種不同種類的細菌；皮膚菌群連同微生物群落，構成了你的全息生物群。

在你放下這本書，準備去晨間沐浴之前，先給它們一個機會（我把它們稱為你的「膚友」）。就如你的腸友，它們以你的皮膚為家，只要你好好照顧它們，它們也會好好照顧你。在這種情況下，照顧意味著讓你的皮膚能隨著年齡增長而持續保持柔軟有彈性。你的膚友誓言不計代價保護家園（你的皮膚）。它們會誓死捍衛壞菌、黴菌與真菌等的入侵。

不同膚友會以不同的方式保護你的皮膚。其中一種細菌會分泌抗菌物質，幫助抵抗致病菌，另一種會利用皮膚的脂質，來製造短鏈脂肪酸，抵擋微生物威脅。（是的，如果你的膚友分泌太多脂質就會導致油性皮膚。）另一種細菌會分泌「脂磷壁酸」（Lipoteichoic acid，簡稱LTA），防治炎性細胞介質的分泌，你的皮膚就不會發炎。因此，為了最大限度地保護你的皮膚，就必須有豐富多樣的皮膚菌群。你的皮膚菌群必須比腸道微生物群落還要更多樣化。

然而，這麼多年以來，我們對皮膚菌群造成了可怕的傷害。我們以為皮膚上有細菌是壞事，卻沒有注意到這些細菌對我們的影響，因此開始用抗菌清潔劑和肥皂，將它們成批、成批地殺死。結果，相較於不使用這些有害產品的國家來說，美國民眾的膚友多樣性低了許多。什麼？妳認為我們需要抗菌清潔劑，才能驅除壞菌、避免感染？實際上，膚友就可以幫助我們達到這一點。皮膚上有些細菌能產生抗微生物肽（Antimicrobial peptides），這些抗微生物肽能抵禦病菌，卻不會對你的膚友造成傷害。然而，當我們使用人造的抗菌清潔劑時，我們會把壞菌和好菌一起消滅掉。

如果我告訴你，我們膚友的死亡和腸壁的損傷，是隨著年歲增長產生皮膚問題的兩大主因，而不是陽光照射、遺傳或任何其他因素，你相信嗎？讓我們來看看證據。

首先，是有關陽光照射的部分，即使你曝曬程度很高，你的膚友實際上可以保護你免受皮膚癌的傷害。健康皮膚上有一種常見的菌株，可以抑制皮膚癌的生長。這種菌株會製造一種稱為6-N-羥胺基嘌呤（6-N-hydroxyaminopurine，簡稱6-HAP）的化合物，這種化合物可以殺死好幾種類型的癌細胞，不過對健康細胞沒有毒性。當患有皮膚癌的小鼠在兩週內每隔四十八小時就被授以6-HAP靜脈注射時，其腫瘤大小被抑制了一半以上。相當引人注目，是吧？如果目前皮膚癌病例小幅增加（每年在美國診斷出的新病例超過一百萬），是因為我們膚友死亡，並由此導致缺乏6-HAP保護我們免受皮膚癌之害，所引起的呢？

此外，當濕疹患者用一種通常存在皮膚上的細菌來治療時，症狀會明顯減輕。看到這些結果，研究人員開始更仔細地研究濕疹患者的皮膚菌群，發現他們身上的壞菌比一般人來得多。事實上，皮膚菌群失衡是疾病的徵兆。研究顯示，原發性免疫不全症患者的皮膚菌群和一般人是不一樣的。他們的皮膚比較容易受感染，這意味著他們的皮膚菌群中，包含健康成年人身上通常不會出現的物種。

你的膚友就如你的腸友，會對感知到的威脅觸發免疫反應。一般情況下，它們發出的警報能力是有幫助的。想想你被割傷時傷口周圍腫脹的皮膚，那就是你的膚友煽動免疫系統攻擊試圖侵入的壞菌所引發的反應。若沒有這樣的免疫系統，壞菌可能會接管你的皮膚。不過就如腸友，有時候你的膚友也會反應過度，造成慢性發炎反應，進而導致像是濕疹等皮膚問題。

在你一生中，你的內部與外部皮膚就如兩條前線，是你的腸友和膚友對抗入侵者的地方，只要你能好好對待它們。當你腸道中的細菌失去平衡，讓壞菌穿過腸道屏障，你的皮膚菌群也會受到影響，讓壞菌接替好菌的位置。如果你的腸友與膚友都離開它們的家園，你在鏡子裡就能以皮膚變薄、老人斑、皺紋、痤瘡與濕疹等方式清楚看到。如果你在鏡子裡看到這些東西，表示大門前的敵軍已經入侵，戰爭已是進行式。

在長壽悖論計畫中，你會透過飲食與使用的產品，來照顧體內與體表的居民，滋養你的膚友。這也是為什麼我的病人在開始滋養他們的腸友以後，即使在沒有改變皮膚護理或保養品的情況下，仍然會變得更年輕的原因。這並不表示皮膚護理在計畫中沒有作用，不過與其使用將膚友殺死並模仿荷爾蒙的產品，你可以做幾個簡單的改變，使用能維持整個全息生物群健康的產品。

下面是最有益處的成分，不只是對你的皮膚本身，也針對你重要的膚友而言。

Bonicel（BC^{30}）

我們很早就知道，BC^{30}是是一種有益孢子形成的細菌，它不像大多數益生菌，不會被胃酸消化。擁有Bonicel專利的葛內登生技公司（Ganeden）開始將BC^{30}餵給培養皿內的皮膚細胞，發現皮膚細胞突然變胖了；實際上是細菌讓皮膚細胞豐滿起來。葛內登生技公司開發了一種叫作Bonicel的產品，該產品是透過發酵過程來生產，含有BC^{30}的代謝物，不過耐儲存，可用於保養品。在臨床實驗中，它已被證實能減少粗糙的皮膚線條與陰影，替皮膚補水，讓皮膚變得更光滑、更有彈性。

我個人是Bonicel的忠實粉絲，會買來用於護膚產品配方，不過你不一定得購買我的產品。它已被廣泛用於許多具有抗老效果的護膚霜、凝膠、面膜、精華液、身體乳液、化妝品與護髮產品中。

多酚

多酚是重要的植物化合物，它們出現在許多天然食品中，例如：水果、蔬菜、穀物（尤其是不含凝集素的穀物，如：小米）、茶、咖啡與葡萄酒。它們賦予水果和蔬菜鮮豔的顏色，也決定它們的風味與香味。嚴格來說，多酚的特點是每個分子都有一個以上的「酚單元」（或組件），這也是為什麼會被稱為「多」酚的原因。然而，多酚並不只是植物性化學物質的組成構件，它們還有許多驚人的抗氧化特質與抗衰老功效。

除了刺激自體吞噬並提高認知能力以外，它們還能對抗自由基；如果你暴露在空氣汙染、香菸煙霧或大量酒精中，自由基都會因此進入你的體內。然而，大部分口服的多酚吸收都很差，除非先被微生物吃掉並經過轉化，否則大部分多酚都無法化為生物活性化合物。

你的腸友非常喜歡多酚。你之前讀到過，白藜蘆醇是一種有效的多酚，而橄欖油為何對腸道與腦部健康有益的原因之一，就是因為它含有大量的多酚。而且，這些化合物同樣也受到你的膚友喜愛。

舉例來說，石榴中的多酚對皮膚細胞有「光保護」的效果，也就是說，它們可以幫助皮膚應付陽光造成的分子損傷。一項研究顯示，以石榴產品保養的皮膚，膠原蛋白流失與皮膚蛋白質分解都較少，而且更能維持皮膚彈性與年輕的外觀。進一步研究顯示，另一種來自覆盆子與黑莓的多酚，也就是鞣花酸（Ellagic acid），在採以口服形式時，有助於減少皮膚上的色素沉著過度（曬斑）。

對皮膚最好的一種多酚來源是蔓越莓籽油，也就是冷壓蔓越莓的產物。蔓越莓籽油含有許多種多酚，每種多酚都對皮膚有不同的益處。舉例來說，蔓越莓含有的兒茶素能防止細胞壓力與死亡，藉此幫助對抗皮膚老化，如：皺紋與鬆弛下垂。它們同時也有抗炎與抗菌的特性。同時，原花青素（Proanthocyanidins）有助於保護皮膚免受陽光中的有害紫外線——UVA與UVB；也能幫助你的膚友抵抗病毒性皮膚感染。

其他存在於蔓越莓中的多酚，還有槲黃酮與楊梅黃酮。槲黃酮有抗炎特性，能幫助舒緩受刺激的皮膚，楊梅黃酮則能幫助皮膚細胞保濕，保持皮膚光滑緊緻，避免皮膚細胞死亡，並抵抗因為陽光照射造成的損害。

當然，蔓越莓的消炎作用對腸道與皮膚都有好處。蔓越莓從種子到果汁的每一個部分，都飽含能讓身體內外保持健康的化合物。你不用等到聖誕節期間才吃這些小漿果。雖然蔓越莓有季節性，你還是可以利用市面上的許多營養補充劑與冷榨油，來獲得蔓越莓的好處。至於漿果本身的食用，最好還是當季適量享用，以免攝取過多糖分。

多酚補充劑有很多，許多護膚品牌現在也將多酚用於產品製造。多酚大量存在於許多食物中，包括：

- 香料：丁香、八角、酸豆（capers）、咖哩粉、薑、孜然、肉桂、肉豆蔻。
- 乾燥香草：辣薄荷、奧勒岡草、鼠尾草、迷迭香、百里香、甜羅勒、檸檬馬鞭草等。
- 當季深色水果：櫻桃、草莓、蔓越莓、覆盆子、藍莓、黑莓、越橘莓、石榴。

- 天然飲料：可可、綠茶、紅茶。
- 種子：（磨碎的）亞麻籽、芹菜籽、罌粟籽、黑芝麻籽、黑孜然。
- 堅果：栗子、開心果、核桃。
- 葡萄酒，尤其是紅酒。
- 油：特級初榨橄欖油、芝麻油、椰子油。
- 黑巧克力（總可可固形物含量70%以上）、可可豆（生可可）。

野山藥萃取物

如果研究一下你最喜歡的護膚品標籤，在上面看到長柔毛薯蕷（Dioscorea villosa），只要知道這是野山藥的科學術語就好。是的，沒錯。野山藥是與馬鈴薯親緣關係有點遠的親戚，它能改善你的膚質。野山藥含有多種化合物，能為人體某些部位帶來益處。它們富含皂苷——一種天然存在於植物中的分子，具有抗炎、抗菌與抗氧化特性。此外，它們還能輕易進入細胞膜，促進細胞作用。

「野山藥」以富含一種稱為薯蕷皂素（Diosgenin）的化合物聞名，薯蕷皂素是一種特殊的皂苷。薯蕷皂素被用作抗炎藥物，能增進人體皮膚的DNA合成，修復皮膚細胞。薯蕷皂素也被認為是一種有效的皮膚脫色劑，能幫助避免老人斑的形成。由於它能對抗膠原蛋白流失，因此被用於保養品中。膠原蛋白好比皮膚裡的鋼筋，能讓皮膚飽滿，幫助皮膚維持年輕清新的外觀，同時也把所有構成組件拉在一起。受刺激與敏感的皮膚，也可以從薯蕷皂素增進膠原蛋白的作用中獲益。它的抗炎與抗氧化特性也能發揮作用，既能舒緩皮膚，也能提供皮膚所需的健康營養。

就如多酚，野山藥萃取物有強大的抗炎作用，對皮膚與腸道都有好處。薯蕷皂素在體內有助於穩定胃液與腸液。就如它能穿過皮膚細胞的細胞膜，它同樣也能穿過腸壁，幫助更快地緩解由發炎反應造成的腸胃道不適。

野山藥最常見的型式是膳食補充劑（乾燥後做成膠囊或錠劑），或濃度12%的野山藥乳膏。它也可以是滴劑，有些人會拿來泡茶。許多護膚產品也有野山藥的成分。

所以，既然你已經掌握了構成你全息生物群的居民，你可能迫切想知道如何把這群房客照顧得更好。這也是我們接下來要討論的內容。

第三篇

長壽的悖論：行動計畫

要說你的全息生物群裡的好菌一直在面臨生死鬥，一點也不誇張。這些好菌致力讓你保持年輕，一直到你（與它們）死亡的那天，而壞菌則不顧一切地想要接管，一直到把你搞垮為止。所以，你想要餵養與滋養哪一邊？到底要讓哪一邊餓死？這是個完全受你掌控的老化因素。你吃下的每一餐、用餐的時間、運動量、淋浴時使用的產品、每天服用的膳食補充劑等，每個小選擇加總起來，都會對你的壽命與健康年限造成真正的影響。

對許多人來說，相互矛盾的健康建議，讓人感到沮喪且難以忍受。所以許多人只好放棄說：「夠了！我不在乎自己活多久，只要讓我此時此刻能快活就好！」嗯，我在這裡要告訴你，活在當下並不是一個成功的策略。

我最近接到一個好朋友的電話，她的丈夫（就稱他為弗雷德）多年來一直是我的病人。弗雷德很健康，是個成功的商人，有非常活躍的社交生活。弗雷德的太太是個出色的廚師，他們兩人經常享受許多我建議不要吃的食物。多年來，看著他的檢驗數據，我不停地警告他，跡象顯示麻煩正在醞釀中。儘管他很瘦，他的胰島素指數卻一直很高，表示他的大腦快餓死了。他的心血管損傷指標也一直很高，但他很容易就能通過放射線心臟壓力測試。

弗雷德現在已經七十多歲了，在過去六個月中，他突然放棄了他喜愛的網球運動，因為他開始在球場上失足絆倒，不小心擦傷。究竟是怎麼回事？他就是老了吧。該是慢下來的時候，對吧？不過他太太說，他在過去幾個月常有話到舌尖卻忘詞，或是整天坐在椅子上看電視。上個月他回診時，我注意到他眼神有些飄緲恍惚，因此把他介紹給一位專擅失智症的神經科醫師。當他太太告訴我，弗雷德被診斷出患有阿茲海默症時，我並不感到驚訝。

如果弗雷德在幾年前就改變作法，我就不會在這裡告訴你他的現況了。這本書你已經讀到這裡，因為你決定，弗雷德的命運不是你想要的。我向你保證，在這段旅程中你並不孤單，而且在接下來的部分，你將會學到如何替腸友以及自己做出最好的選擇。

Chapter 8
越吃越年輕的食物

請想像自己在五金行買了些草皮種子，在草坪上播種，然後讓它們自生自滅，不澆水也不施肥。很顯然，這麼做，草肯定不會長出來。這可能很蠢，但我有許多病人都犯了同樣的錯誤，只是犯錯地點不在自家草坪，而是自己的微生物群系。在了解腸道細菌對健康長壽的重要性以後，大家通常會去購買昂貴的益生菌服用，期望體內的腸道細菌能繁衍生息。然而，如果你不以腸道細菌喜歡的食物加以餵養，它們很快就會死光光，就像那些種子一樣。

為了重新培育健康健壯的腸道細菌族群，你必須給予它們營養。全息生物群的一個妙處，在於它的腸道細菌族群可以迅速增殖。如果你讀過《植物的逆襲》，就會知道當你選擇腸友喜歡的食物時，可以在幾天內大幅度改變你的腸道細菌族群。在這一章中，我們將詳盡介紹腸友最喜歡的食物，以及哪些食物會餵養壞菌。下一章將完成列出食物清單，不過，在這裡我們先重點介紹兩類腸道細菌都喜歡的食物。

對腸道細菌最好的食物

這些是你應該儘量多吃的食物，才能確保腸友想要永遠待在你的身體裡。

益菌生

關於益生菌與益菌生之間的區別，有很多讓人感到困惑的地方，但實際上非常簡單：**益生菌指的是腸道細菌，益菌生是給腸道細菌吃的纖維狀長鏈醣**。回到我們的花園：益生菌是你種在腸道花園的種子，益菌生是水和肥料。它們能夠把腸道細菌餵養得非常好，因為你無法消化這些益菌生，所以它們會停留在你的腸子裡，讓腸友開開心心地把它們吃掉。還記得裸鼴鼠與牠們固定以塊莖、根和真菌為主的飲食嗎？塊莖、根與真菌都富含益菌生，這也是為什麼那些神祕的生物有如此豐富多樣的腸道細菌族群，讓牠們抵禦老化。

除了塊莖，如：山藥、豆薯與虎堅果（Tiger nuts）等之外，還有蕪菁甘藍、防風草、地瓜、菇類、芋頭（木薯）、絲蘭、根芹菜、菊芋、菊苣、朝鮮薊與比利時苦苣，都是很好的益菌生來源，其中菊苣、朝鮮薊與比利時苦苣更有「嗜黏液艾克曼菌」（Akkermansiamuciniphila）最喜歡的食物：菊糖。提醒一下，嗜黏液艾克曼菌以腸壁的保護性黏液為食，也能幫助產生更多黏液。你體內的嗜黏液艾克曼菌越多，你就能越活越年輕。下面是我最喜歡的幾個益菌生來源。

磨碎的亞麻籽

亞麻籽早在西元前三千年就已經出現，這也就表示，你的腸友早已適應了這種食物。請記住，腸友是習慣性動物，它們喜歡自己熟悉的食物，而亞麻籽肯定屬於這一類。事實上，早在西元八世紀，神聖羅馬帝國的查理曼皇帝，就已對亞麻籽的健康益處印象深刻，以至於要求他的臣民都要吃亞麻籽。當然，那是一千三百年前，不過當時他可能早已發現端倪。

亞麻籽有益，因為它不僅含有益菌生，還富含木酚素（Lignans）這種多酚。亞麻籽也有豐富的維生素B，是植物性ω3脂肪酸最重要的來源之一。具體來說，它含有大量抗炎性的α-亞麻酸（ALA），能支持腸壁。更重要的是，α-亞麻酸與DHA這種大腦健康所需的ω3脂肪酸並不同。我有許多吃純素的病人嘗試用亞麻籽來補充他們的ω3脂肪酸，不過人類並無法將ALA轉化成DHA；因此就算亞麻籽對腸壁好處多多，但你的大腦仍然需要魚油或DHA藻油，以補其不足。

人類無法消化完整的亞麻籽，或從完整的亞麻籽吸收到有益的化合物，因此一定要選擇磨碎的亞麻籽、亞麻籽粉或亞麻籽油，它們都帶有輕微的堅果味，加入冰沙或混入一些椰子優格裡，都不錯的選擇。不過請注意一點：亞麻籽一旦磨碎就會很快腐壞（氧化），因此，你應該購買完整的亞麻籽，要服用時再以磨豆機磨碎，或是直接購買冷藏的亞麻籽粉。同樣的道理也適用於亞麻籽油：一旦打開，若不冷藏保存，它很快就會變質。

因為你的膚友也喜歡亞麻籽，所以你可以用亞麻籽來自製身體磨砂用品，或是將亞麻籽油抹在皮膚或頭髮上。我喜歡將亞麻籽油與各種精油混合，製造自己的保濕霜，藉此滋養膚友，而不是把它們殺光光。

朝鮮薊

每顆朝鮮薊都含有超過十公克的益菌生纖維。不只如此，朝鮮薊還富含維生素A、B、C與E，以及各種微量礦物質，如：鈣、鉀與鎂等。在飲食中加入朝鮮薊的另一個優點，是它具有非常高的抗氧化成分與多酚，對肝臟有好處。而且，這種食物既好吃又好玩。你可以整顆煮熟後直接享用；如果想輕鬆一點，可以購買冷凍朝鮮薊心，省去準備工作的麻煩。

韭蔥類

這些洋蔥的表親富含多酚與蒜素。蒜素這種化合物能增加血管的彈性，並以類似於史他汀類藥物（Statin drugs）的機制降低膽固醇，但不會產生副作用。韭蔥在歐洲很普遍，這是種美味且容易處理的食材。在處理的時候，務必將韭蔥縱切後徹底洗淨或以冷水浸泡，因為層層葉片之間很容易藏汙納垢。洗淨後，可以用於沙拉或煮湯，或是在燒烤後拌入沙拉，極其美味！

秋葵

我知道對大多數人來說，這是一種要不很喜歡，就是很討厭的食物，這歸因於它的質地。

當然，秋葵可能有點黏黏滑滑的，不過它是非常棒的益菌生纖維來源，更是富含維生素C、維生素A、鐵、磷與鋅。事實上，秋葵有一半的碳水化合物是益菌生纖維。我保證，以適當的方式烹調這種食材，絕對很美味。我建議用大火翻炒，或是烤到酥脆。好消息是：如果找不到新鮮秋葵也不用擔心，冷凍秋葵很容易在雜貨店裡找到，而且同樣營養。使用冷凍秋葵時，烹調前務必先解凍並用紙巾拍乾，如此以來質地會比較不黏滑。

另一項你該知道的趣事：秋葵的黏液會與凝集素結合！

豆薯

這種稍帶甜味、口感鬆脆的美味蔬菜，嘗起來像是蘋果與馬鈴薯的混合物。它含有極高的益菌生纖維——菊糖。想要藉由飲食攝取更多維生素C？一份一百公克的豆薯可以滿足你40%的日常需求。別喝柳橙汁了，改吃幾條豆薯條吧！豆薯適合烹煮，在翻炒之後仍然能夠保持清脆的口感。但在我看來，生豆薯更加美味。你可以把豆薯切絲做成菜絲沙拉，跟芫荽葉與洋蔥一起切碎做成莎莎醬，或是做成我最喜歡的豆薯條沾著酪梨醬享用。

十字花科蔬菜

這些蔬菜對腸道細菌的好處非常多，尤其是綠花椰、白花椰與球芽甘藍。球芽甘藍含有大量纖維與維生素B_1、B_2、B_6、C與K，同時也富含抗氧化物，並有抗炎特質。總之，球芽甘藍是對腸道最有益的蔬菜。綠花椰的纖維比球芽甘藍少一點，一杯煮熟的綠花椰含有的維生素C與一整顆柳橙差不多。此外，綠花椰也富含β-胡蘿蔔素。你知道綠花椰含有維生素B_1、B_2、B_3與B_6嗎？你應該無法在其他蔬菜中找到更多維生素B了。它同時也是微量礦物質鐵、鉀、鋅與鎂的重要來源。

此外，有證據顯示，綠花椰能幫助治療腸漏。在一項研究中，有類似於人類腸漏症狀與結腸炎的小鼠，在吃了含有大量綠花椰的食物後，症狀有所減輕。同樣症狀但沒有吃綠花椰的小鼠就沒那麼幸運了。為什麼會這樣？包括綠花椰與球芽甘藍在內的十字花科蔬菜，具有一種稱為吲哚並咔唑（Indolocarbazole，簡稱ICN）的化學化合物，能夠與腸道內的芳香烴受體（Arylhydrocarbon receptor，簡稱AHR）結合，這種受體的功能主要在於幫助身體對毒物作出反應。當AHR與ICZ在腸道裡結合，腸道屏障與免疫系統都會被強化。

很諷刺的是，我許多有腸漏問題的病人，之前都被醫師告知應避開「纖維性食物」，如：綠花椰與球芽甘藍，不過這些蔬菜實際上卻能幫助治療腸漏。如果你有腸漏症或腸躁症，你在剛開始吃這些蔬菜時，可以慢慢把它們煮成糊狀，或是用壓力鍋烹煮，以避免腹瀉或腹絞痛。

菊苣家族

雖然菊苣在美國並不普遍，我在法國與義大利吃到的沙拉，幾乎都有它們的蹤跡。事實上，聰明長壽的義大利人有一道三色沙拉，就是使用比利時苦苣、菊苣與芝麻菜製作而成的。

前兩種蔬菜屬於菊苣，後者為十字花科蔬菜。這可以說是腸道細菌的夢幻食物，菊苣裡的菊糖可以餵養嗜黏液艾克曼菌。你可以試試所有種類的菊苣，例如：闊葉菊苣、皺葉苦苣、菊苣、比利時苦苣等。

堅果

你之前曾讀過，特定堅果能滋養腸道細菌，讓它們製造丁酸鹽來支撐你的腸壁與粒線體。然而，講到堅果時，你得千萬小心。很少人知道，**有些所謂的「堅果」其實只是種子。以腰果為例：它們是種子，而且富含凝集素。其他像是花生之類的「堅果」實際上屬於豆類，而豆類可以說是凝集素炸彈**。即使不對花生過敏，最好還是離它遠遠的。

真正的堅果可以為你的腸道細菌帶來很多好處，進而支持心臟健康，並減少罹患膽結石的機會，幫助預防糖尿病，調節血壓，且防止發炎反應。**腸道細菌最喜歡的堅果是核桃、夏威夷豆、榛果與開心果**。去皮杏仁和杏仁粉都沒問題，不過我有許多自體免疫疾病患者會對杏仁的褐色表皮有反應。我建議每天吃一把堅果，你的腸友會因此感謝你。

菇類

菇類一直以來都被吹捧為對健康有益的食物，不過我的長壽研究同儕初次提出，菇類富含麥角組織胺基硫（Ergothioneine）與穀胱甘肽這兩種重要的抗老化化合物。菇類是這兩種抗氧化成分的最佳膳食來源，能保護你免受自由基侵害，讓你青春永駐。

在所有經過測試的菇類之中，牛肝菌（Porcinis）是目前多酚含量最高的一種。多酚含量次高的是白色蘑菇。菇類還含有大量多醣，能餵養你的腸道細菌，並反過來告訴你的免疫系統「冷靜下來」。因為這樣的特性，讓它們能夠增進免疫系統健康。最重要的是，菇類在烹煮之後，仍能保有主要的多酚，並不像某些食材會因高溫而失去營養價值。因此，你可以放心地將它們放入鍋中翻炒，做成美味的抗老化配菜。

然而，要多吃菇類的真正原因，在於它們富含多胺，一種能夠促進長壽、在百歲人瑞身上大量存在的化合物。我最喜歡的多胺是精三胺，這種多胺因為存在於精液中而得名。研究顯示，精三胺能延長壽命，而且能保護心臟。菇類是精三胺的一個重要來源！

低糖水果

雖然大部分水果都應該在產季時期適度食用，有些水果天然含糖量低，終年都可以大量食用。可惜的是，我們往往不把這些具有抗老化特性的水果當成水果，它們包括下列：

酪梨

是的，這個酪梨醬的主角實際上是一種水果！酪梨果肉的益菌生纖維含量比朝鮮薊還高。它就像朝鮮薊，含有大量維生素C、維生素E、鉀及葉酸。酪梨也和橄欖油一樣，富含油酸這種健康的單元不飽和脂肪，能支持腦部功能，對任何年齡的人都很重要。

你的膚友也喜歡酪梨。你可以試著把成熟的酪梨壓碎，做成自製面膜或是深層護理髮膜。酪梨中的脂肪酸可以幫助你維持皮膚的天然油脂屏障，保護你免於陽光照射造成的老化。

綠香蕉

每個人都說香蕉是好東西，因為它富含鉀，但它同時也含有其他腸道細菌所不喜歡的東西：糖。一根中等大小的香蕉含有十四克糖！然而，未成熟熱帶水果的果糖含量較低，主要由抗性澱粉組成，而就如你之前所讀到的，腸道細菌喜歡吃抗性澱粉。因此，如果能找到綠香蕉，請毫不猶豫地買下。這些低糖水果就如酪梨，能滋養你的頭髮與皮膚。你可以嘗試將半個酪梨與半根香蕉一起壓碎，將混合物當作髮膜或面膜使用。那個味道很好聞，而且你的膚友也會喜歡。

覆盆子、黑莓與桑椹

這些帶酸味的漿果每杯只有五克糖，是非常棒的益菌生纖維來源，更是富含包括鞣花酸在內的多酚。它們也含有維生素A、C與K。因此，如果你愛吃甜，可以試著冷凍一些覆盆子，嘴饞時吃一些，就不會吃下能支持腸道壞菌的食物。

無花果與椰子

這兩種受歡迎的水果實際上都不是水果。無花果是花，不是果實，椰子基本上是樹堅果！石榴與無花果大概是已知最古老的「水果」，相關文獻可追溯到公元前五千年。無花果在盛開時，最成熟也最讚。你從來沒看過無花果的花？只要把無花果切成兩半，裡面實際上是許多朵小花，它們會等待一種特定的胡蜂從無花果底部的小洞鑽進去完成受精過程。因此，成熟的無花果已經很老了，準備好要迎來新生命。無花果的大部分糖，都來自益菌生纖維，而且當無花果成熟時（八月至十二月）也特別美味。

椰子是我一直很喜歡的食物，不只是因為它很美味，也因為每杯椰子含有約七克的益菌生纖維。你不一定得吃果肉，也可以用椰子粉烘焙，或是將椰子絲撒在烤蔬菜上。只要確定你使用的是無糖的無花果和椰子即可；許多乾果都含有大量糖分，所以你應該仔細檢閱標籤。此外，請你也捨棄「健康的」椰子水：那基本上就是純糖水！

健康的脂肪

你吃進的脂肪類型非常重要，因為講到發炎反應時，大部分脂肪來源都不是中性的，若非具有促炎特性，就是具有消炎特性。然而，脂肪並非天生如此。舉例來說，魚油中的ω3脂肪具有消炎性，對吧？不過話別說得太快。事實證明，魚油中由DHA與EPA（兩種ω3脂肪）構成的止炎素才是真正的抗炎化合物，而這些化合物是阻止神經與眼睛發炎的超級英雄。可是，這裡還是得提出一個警告：你需要一點阿司匹靈裡的活性成分（水楊酸），才能達到這些效果。這也是為什麼我會建議每週吃幾次八十一毫克的阿斯匹靈腸溶膜衣錠，來活化你吃下的魚油。

那邪惡的ω6脂肪花生四烯酸（ω-6fat arachidonic acid，簡稱ＡＡ），據說是導致發炎的原因，好吧，這又是另一個悖論。在你的腦部，有一半的脂肪是ω3脂肪DHA，另一半則是ＡＡ。那東西在那裡做什麼？事實上，它可以防止大腦與其記憶中心海馬體發炎。

更重要的是，二〇一八年三月發表了一項針對日本男性的大型研究，表示體內ＡＡ與另一種ω6脂肪亞麻油酸（Linoleic acid，簡稱ＬＡ）含量最高的男性，死於各種原因的風險最低，心血管疾病死亡的風險也最低！在德克薩斯州貝勒大學進行的運動表現試驗中，與服用安慰劑的運動員相比，補充ＡＡ的運動員不但表現提升了，而且我追蹤的一個炎症指標介白素-16（IL-16）也大幅度下降！好一個自相矛盾的情形。那邪惡的ＡＡ反而成了個小甜心！

此外，ω3脂肪EPA與DHA的作用並不僅只是抑制炎症。有好幾個研究顯示，ω3脂肪指數（在兩個月期間測量到的血液EPA與DHA含量）最高的人，大腦尺寸最大，記憶區域海馬體也最大。而且，就如你之前讀到的，我吃純素的患者通常不知道亞麻籽油的短鏈ω3脂肪，並無法轉化成EPA與DHA。他們初診時，如果沒有服用從海藻提煉的DHA，通常ω3脂肪指數都非常低。這有多重要呢？讓我們來看看牛津大學的一項研究結果，該研究針對補充源自藻類的DHA或是安慰劑的學生，進行學習能力觀察。服用DHA的學生在學習與行為都有所改善，患有注意力不足過動症（ADHD）的學生，其症狀也有所改善。ω3脂肪補充劑也被證明可以減少健康兒童的破壞性行為。

因此，我們應該為自魚油、藻類的DHA與ＡＡ歡呼一下！你可以從哪兒同時獲得長鍊ω3

脂肪與ω6脂肪呢？貝類可能是最好的選擇，而蛋黃則含有大量的AA。另外，還有很多有趣的脂肪與油類，以下是我的最愛：

紫蘇籽油

這項鮮為人知的油來自紫蘇這種植物，它與薄荷及羅勒屬於同一科。數世紀以來，中國人一直用紫蘇籽油來幫助緩解感冒與咳嗽，預防流感；它也是韓國最受歡迎的油。紫蘇籽油也能在你年齡增長之際，幫助你維持身體健康，因為它對關節與心臟健康都有幫助。它是重要的植物性ω3脂肪酸來源，對於需要增加ω3脂肪攝取的素食者來說，是個非常好的選擇。它和亞麻籽一樣，富含有益心血管系統的α-亞麻酸（ALA，也是ω6脂肪酸之一），以及具有抗菌、抗病毒、抗氧化與抗炎性質的迷迭香酸。我們接下來會講到，迷迭香酸可能是義大利阿恰羅利人能維持大腦健康的祕訣。紫蘇籽油適合用來炒菜、煮蛋或蒟蒻麵，甚至可以用來替沙拉調味。若想要為青醬做點變化，來個芳香四溢的版本，也可以將紫蘇籽油與橄欖油混合使用。

MCT油

MCT指「中鏈三酸甘油脂」，這種油可以被肝臟轉化為酮。你之前曾讀到，一旦你體內的醣開始降低，身體就會自動利用儲存的脂肪，以酶將脂肪轉化成酮。因此，晚上你不吃東西的時候，大腦與身體其餘部位的細胞，就會利用酮的能量為粒線體提供燃料。MCT油有時被稱為「液態椰子油」，因為它在低溫也能保持液態，不像一般椰子油會變成固體。在大多數情況下，MCT油會被身體直接燃燒，不會被轉化成脂肪。

橄欖油

橄欖油含有大量多酚，因此可以說是長壽的特效藥。我很努力向藍色寶地的人們看齊，試著每週吃下一公升橄欖油，我也鼓勵你這麼做！此外，橄欖油也被證實可以增加一種稱為「脂蛋白元A-IV」的膽固醇，它是防止餐後或清晨血小板凝結的基礎，這兩個時段同時是心臟病比較容易發生的時間。

其他優良的脂肪來源包括：

- **夏威夷豆油**
- **核桃油**
- **酪梨油**
- **Thrive藻油，非常適合烹飪**
- **柑橘味的魚肝油**
- **椰子油**。除非你有APOE4基因型，否則不需要相信有關椰子油的警告。基塔瓦人的飲食中含有30%的椰子油，他們並沒有心臟病或中風的問題。

乳製品替代品

如你所知，大部分傳統乳製品因為含有會刺激發炎反應的A1酪蛋白，所以具有高度發炎性。幸運的是，市面上還有很多對腸道細菌更好，而且也能滿足你的其他選擇。

羊奶起司／優格／奶油

先讓我釐清一點：**人類並不需要喝其他動物的奶來維持或增進健康**。你或你的孩子並不是小牛、小山羊、小綿羊或小水牛。這些奶都是為了讓個別動物的幼崽能快快長大，好減少個體被捕食的機會。它們全都含有大量的類胰島素生長因子1（IGF-1），你之前已經讀過，它不但能促進生長，也會造成癌症與老化。此外，它們也都含有乳糖，也是糖類的一種。到現在，你應該知道它們會造成什麼效果了。

山羊起司或綿羊起司雖然是用山羊奶或綿羊奶製作而成，卻沒有IGF-1這種水溶性成分，以及在發酵過程中被丟棄或耗盡的糖。如果你想要透過起司來攝取動物性蛋白質，這些是最好的選擇。另一方面，椰子優格缺乏動物性蛋白質與IGF-1，可能是你最好的優格選擇。

椰奶與椰子優格

好吧！椰奶並不是真的牛奶，也不像許多人以為的那樣，是打開椰子時倒出來的液體，那是椰子水，是純糖水啊！椰奶其實是將椰子肉打碎過濾後得到的液體，它有許多優點，其中之一，就是富含對人體有益的脂肪「月桂酸」（Lauric acid）。我個人很喜歡椰奶的天然甜味與濃稠豐富的口感。

市面上，也有很多很好的椰子優格值得一試。不過，請注意，只能使用不加糖的椰奶或椰子優格。由於椰子果肉本身沒有糖分，在製作椰子優格的過程中必須添加糖，因為製作優格的細菌必須有糖分才能發酵。細菌會把加進去的糖吃掉，因此等到你拿到手中的成品時，那些糖早就不見了。

酥油

酥油是澄清奶油（Clarified butter），它是將奶油融化後，蛋白質與脂肪因密度不同而分離的產物。熬煮奶油時，表面雜質會被撇去，然後把液態脂肪留下，沉澱在最下層的固體殘留物包括酪蛋白與少量乳清蛋白，會被丟棄。被丟掉的部分，包括：任何的A1酪蛋白，因此即使是用具有A1酪蛋白的乳牛牛奶製作的酥油，也可以安心食用。酥油是南亞與印度菜的常見食材，因為它不須冷藏就可保存，而且不會變質。

小米

大部分穀物因為含有大量凝集素，會造成發炎與老化，但小米卻是一個值得注意的例外。它是一種禾本植物，其種植範圍遍及世界各地，有許多變種。小米不含凝集素，乳糜瀉患者在尋找無麩質食材時，受其吸引，因此最近引起人們廣泛的關注。小米也富含鎂與鉀，更是高纖維食物。然而，它最棒的一點是可以為你的腸子創造奇蹟。你的腸道細菌喜歡小米的纖維，因為小米能讓它們更容易消化你吃下的東西，並且保留食物的營養。如果你有仔細閱讀這本書，你應該已經知道，「吃什麼就像什麼的說法並不正確，應該是腸友消化了什麼，你就變成什麼樣子。」而小米就能幫助它們做到這一點。

咖啡果

我有個好消息：你每天喝咖啡的習慣，實際上可以幫你活得更久。除了提振精神以外，喝咖啡還可以降低死亡風險。不喜歡咖啡嗎？沒問題，你也可以從咖啡果中獲得同樣的好處。咖啡豆就是從咖啡果裡取出來的，就如櫻桃核一樣。這種果實生長在一種會開花的常綠灌木上，當果實成熟到可以摘採時，會呈現酒紅色（不過有些比較罕見的品種果實為黃色或綠色）。咖啡果的果皮飽滿緊繃，一旦弄破果皮，裡頭的果肉滋味甜美，帶有黏性，還隱約有一種草味或淡淡的花香與瓜味。咖啡果清淡可口，能以不同的方式幫助你保持年輕。

首先，咖啡果富含抗氧化劑與多酚，有助於增強免疫系統，保護身體免受自由基損傷，並抵抗炎症。而且，它也含有大量的類黃酮，類黃酮是植物性化學物質，是強大的抗氧化劑，本身也有消炎作用。類黃酮還能促進一氧化氮的製造，一氧化氮是人體產生的天然氣體，能在細胞間交流。尤其是咖啡果中所含的硝酸，有能令血管放鬆（擴張）的功效，讓血液能更順暢地流通。隨著年齡增長與炎症的發生，我們的血管會愈形收縮；因此，咖啡果裡的類黃酮與硝酸，能幫助血管保持彈性與年輕。

咖啡果也能促進大腦衍生神經滋養因數，藉此提升認知功能，我們之前提到過，大腦衍生神經滋養因數能夠幫助你的大腦長出新的神經元。這也許是為什麼你在喝完咖啡以後，會覺得更敏銳、更警覺的原因。不幸的是，除非你住在咖啡種植園附近，否則很難取得新鮮咖啡果。儘管如此，市面上還是可以找到乾燥咖啡果做成的膳食補充劑。找不到咖啡果？那就繼續喝咖啡，畢竟咖啡和咖啡果能提供的益處大致相同。

黑巧克力

誰不喜歡巧克力？絕對不是你的腸友，它們希望你每天都吃巧克力，所以放手吃吧！每天犒賞自己約二十八公克的黑巧克力。你不但可以放縱享受讓人感到滿足的美味，也做了對自己健康有益的事。巧克力含有抗氧化劑與類黃酮，兩者都有很強的抗炎作用。不過，巧克力最大的好處在於脂肪來自植物的可可，這也是大多數商業巧克力的主要成分。

可可裡的黃酮醇可以促進大腦健康，長時間食用富含黃酮醇的巧克力可以保護大腦。一項研究中，在三個月內每天食用少量黑巧克力的人，比對照組有更好的記憶、處事效率與注意力。另一項研究顯示，老年人在食用這些黃酮醇後，記憶力與學習新事物的能力，都有顯著的改善。一般相信這與大腦皮層的血流量增加有關，大腦皮層是最受到老化所影響的腦部結構。

簡單來說，大腦中因為老化而退化最嚴重的區域，會因為你攝取巧克力而獲得更多血液流動，從而避免發生退化。

不過在你拿著巧克力棒去結帳之前，請記住，牛奶巧克力對健康沒有好處，因為它大部分都是糖。你應該尋找可可總含量在72%以上的巧克力，簡單來說，巧克力越黑越好。你不用吃太多巧克力就可以達到該有的效果。根據歐洲食品安全局的建議，每天只要吃下二百毫克的可可，就能獲得最大益處。因此，為了獲得最大的健康效益，你每天攝取的巧克力應該維持在二十八公克左右（標準巧克力塊的二小塊）。我個人偏好可可總含量達90%以上的巧克力。此外，你應該避免經過鹼化處理（又稱「荷蘭式處理」）的巧克力產品，這種處理方式會破壞巧克力中對健康有益的多酚。

綠茶

綠茶是我最喜歡的熱飲，它能改善自體免疫疾病的症狀，減緩疾病進程。它是透過抑制自體免疫T細胞（你內部公寓的警察），以及其炎性細胞介素來達到這個效果。我每天會喝約五杯綠茶與薄荷茶，也建議你這麼做，無論你是否患有自體免疫性疾病，都能藉此防止炎症。

另外一個長壽祕方，則是有機普洱茶。這種發酵茶已被證實可以減少脂質氧化。它的多酚也能幫助降低鐵含量，但你不會因此貧血。你之前讀過，鐵是促進衰老的主要化合物之一，如果體內的鐵含量偏高，基本上，整個人都會鏽光光。你也知道，捐血者的壽命比不捐血者來得長。最後，普洱茶能促進嗜黏液艾克曼菌生長，誰又不想要更多的嗜黏液艾克曼菌呢？

所以我們有咖啡、茶與巧克力，還有，像是：酪梨、橄欖油、椰子、塊莖、菇類、覆盆子、黑莓、無花果與石榴等美味食物。你還以為腸友對食物沒什麼品味！事實證明，在享受美食的同時餵飽你的腸友，其實是很容易的。只要確保不要不小心也餵了壞菌就好。

破壞腸道也是壞菌最愛的食物

我通常不喜歡把話講得太絕對，不過下面這些食物是腸道壞菌的主要營養來源，應儘可能避免。如果你不小心吃了一些，沒有關係，只要將焦點重新集中在餵養腸道好菌，讓好菌增殖，把壞菌趕走就可以了。之後，再回頭看看壞菌愛吃的食物清單，提醒自己哪些是對你的長壽計畫有破壞的食物。

單醣與澱粉

我得說聲抱歉，不過你大概早已知道這一定都會發生。無論是葡萄糖、果糖或蔗糖，任何形式的單醣，都是壞菌的首選食物。沒錯，包括水果中的糖分在內。如果你仔細閱讀本書，就該知道許多疾病，實際上是由腸道壞菌所造成的。你現在知道，人類從來就不應該一年四季都吃水果。在全球化之前，甜味只有在夏季和秋季才吃得到，那也是人類必須透過吃水果，來增重以儲存脂肪，為冬季消退期做準備的時節。然而，我們現在生活在一個毫無止境的夏天，水果、甜食、真糖或假糖，隨時隨地都可以取得，這是驅動肥胖流行的因素之一。

壞菌喜歡糖，癌細胞也喜歡糖。因此，儘管一開始可能很痛苦，不過減少糖的攝取，是驅除壞菌並幫助好菌贏得戰爭的最好方法。除了任何可食用的糖、甜食與其他形式的糖之外，也應該避免下列的高糖分水果，尤其是在非產季時期時：

葡萄

葡萄是很容易吃的點心。事實上，大部分的孩子都很喜歡葡萄。你知道為什麼嗎？因為它們基本上就是小糖球。一杯新鮮葡萄大約有二十三克糖，相當於六小匙糖，那是甜點，不是健康的點心！然而，發酵成葡萄酒或醋以後，葡萄就成了好東西。發酵過的葡萄富含多酚，發酵過程會消耗糖，讓它們變得更安全。因此，你可以大肆享用巴薩米克醋與適量的紅酒，只要跳過新鮮葡萄就好。不過，我在這裡還是要提醒一下：如果你不喝酒，千萬別因此開始！

芒果

每顆芒果平均含糖量高達四十六克。芒果富含三種糖：葡萄糖、果糖，甚至蔗糖。而且隨著芒果成熟，這三種糖的含量都會增加。這就是為什麼新鮮芒果如此美味、如此受腸道壞菌歡迎的原因。然而，青芒果對你的腸道好菌來說卻是天堂，因為青芒果是純寡糖。

熟香蕉

香蕉成熟之前，主要由抗性澱粉構成。事實上，就如你在前面讀到的，綠香蕉幾乎由80%的抗性澱粉組成。然而。一旦香蕉成熟後，這些澱粉就會被轉化成糖，而且它的含糖量非常高，以致於「一份」香蕉實際上指的是半根大香蕉。誰會只吃半根香蕉？而且熟香蕉裡有蔗糖、果糖與葡萄糖。因此，你應該遠離熟香蕉，選擇未成熟的綠香蕉。我保證你不但會慢慢習慣，你的腸友也會感謝你不斷提供禮物。

荔枝

這些小東西有著甜美花香與酸味，有時會出現在亞洲風味的餐食裡。你會被它們欺騙，因為它們嘗起來似乎不太甜，卻富含糖分，每杯約有二十九克糖。如果你還沒吃過荔枝，千萬別開始嘗試。

蘋果

你知道一個中等大小的蘋果就有十九克糖嗎？因此，這句話應該改成「每天一蘋果，腸友離開我」。不過，蘋果同時也富含可溶性纖維，因此也不完全是個禁忌。儘管如此，你還是要堅持季節性（也就是八月到十一月），並將它們當成獎勵，而不是日常點心。

鳳梨

我一直覺得鳳梨太甜了。這種水果每杯含有十六公克糖，你看了也知道我對它避之如蛇蠍；你也應該避開它。

梨子

最後，一個中等大小的熟梨子含有約十七克糖。不過，好消息是，例如安茹梨與未成熟的巴特梨之類的西洋脆梨，富含抗性澱粉，因此你可以盡情享用！在聖誕節收到那盒漂亮的梨子時，應該在成熟之前就把它們給吃了，將它們當成給腸友的禮物。

代糖

我們前面提過，代糖如：蔗糖素、糖精與阿斯巴甜等，對腸道健康的壞處就如真正的糖，也許還更糟。它們會改變腸道微生物群落，鼓勵壞菌接管腸道！近期有一項研究顯示，在葡萄糖耐受性試驗中，攝取蔗糖素比喝水更容易提高人體血液中，葡萄糖與胰島素的指數。此外，不管政府告訴你什麼，蔗糖素都不是惰性的，會轉化成有毒化合物，在你體內停留數週之久。

人工甜味劑也會造成體重增加。這是因為當一種甜味物質附著在你的舌頭上時，受體會嚐到甜味，然後舌頭的神經就會開始活動，告訴大腦酬償中樞的愉悅受體，應該吃下更多這種含糖食物。為什麼？因為你需要它來儲存脂肪，以因應四季變化、食物匱乏的季節。

甜味劑的目的是要將與真糖一樣的愉悅訊號傳送到大腦。然而，當真糖的卡路里無法進入血液中，你的大腦會覺得被騙了，因為該來的糖沒有來而感到憤怒。那麼它會怎麼回應？它會告訴身體回去吃更多糖。這也是為什麼我從前每天喝八罐健怡可樂，卻還是很胖！請你千萬別再用代糖，讓你的大腦與腸友感到沮喪了！

傳統乳製品

你喝牛奶嗎？希望沒有。你已經知道A1酪蛋白的危險性，它會引發自體免疫攻擊。當然，隨著你攝取的牛奶、牛奶起司與冰淇淋越多，這些反應也會越劇烈。事實上，大部分有乳糖不耐症，以及隨之而來的疼痛、不適與尷尬症狀的人，事實上都是在與A1酪蛋白不耐爭鬥。

你也別因此感到沮喪。還是有很多牛群（以及山羊、綿羊與水牛）可以製造對你比較好的蛋白質（A2酪蛋白）。在講到乳製品時，只要選擇正確動物生產的正確蛋白質類型即可。我很高興看到，自從《植物的逆襲》出版以來，A2酪蛋白產品已逐漸普遍。你應該尋找這類產品，在不損害健康的前提下，享受特定乳製品。

A2酪蛋白存在於山羊、綿羊與水牛的奶水中，以及從法國、義大利與瑞士進口的起司裡。

市面上甚至有山羊、綿羊與水牛的奶油，它們的質地呈半透明乳白色，因為山羊、綿羊與水牛，會將牠們吃下的赤褐色β胡蘿蔔素，轉化成無色的維生素A，而乳牛則會跳過這一步。

你有吃過水牛莫札瑞拉起司嗎？水牛莫札瑞拉起司具有無與倫比的乳脂味。儘管絕大多數的水牛莫札瑞拉起司，來自義大利拿坡里一帶。不過，現在有一家新的製造商，用烏拉圭草飼水牛的牛奶製作這種起司，以「Buf」的名稱進口到美國。你可以在Whole Foods找到這種產品，或是上網尋找各地區的經銷商。

壞脂肪

雖然脂肪本身不是壞東西，為了你的長壽，最好還是避開下面這些脂肪來源：

飽和脂肪

我許多在原始人飲食與生酮飲食社群的朋友，都大力稱讚飽和脂肪對健康的好處。然而令人遺憾的是，他們忽略了這些脂肪的一項大問題：那些鬼鬼祟祟的脂多醣；腸道細菌在分裂與死亡時，不斷製造出的細菌碎片，都躲在飽和脂肪裡，隨著飽和脂肪穿過腸壁進入身體。然而，它們會被直接運送到大腦的飢餓中心，也就是下視丘。在那裡，產生的發炎反應會引發饑餓感。這也是遵循原始人飲食的人常常感到饑餓的原因。因此，請和飽和脂肪及它們附帶的脂多醣說再見吧！

花生油

我在美國心臟協會的同事研究不同類型的脂肪，對動脈健康的影響時（這對於健康的心臟功能至關重要），發現花生油會導致最廣泛也最嚴重的動脈粥樣硬化，以及最嚴重的冠狀動脈狹窄。當然，我們知道這是因為花生油富含凝集素，會造成對動脈的自體免疫攻擊。

有關需要避免的脂肪，完整清單請參閱本書第二一九～二二二頁。不過，我在這裡先提供最具破壞性，會造成發炎反應並讓腸道壞菌大量繁衍的清單：

- **葡萄籽油**
- **玉米油**
- **棉籽油**
- **紅花油**
- **葵花籽油**
- **部分氫化植物油或菜籽油**

最後，也不盡然全是壞消息。為了腸友，你應該可以避開單醣、過甜的水果、人工甜味劑、傳統乳製品與壞脂肪吧？只要再調整一下日常習慣，你的腸友就能在它們新裝修的豪華套房裡，放鬆下來。

Chapter 9 飲食計畫

就如你之前讀到的，我相信有史以來關於長壽最棒的一本著作，出版於十六世紀。作者路易吉・柯納羅在四十歲前身體並不好，醫師把這歸咎於他飲食過量。於是他開始遵循自己設計的飲食計畫並堅持到老，他的飲食計畫就是我們現在所謂的「卡洛里限制飲食」。事實上，有一次他在朋友與家人的要求下，增加了卡路里攝取量，他生動地描繪了自己對那次的食物療法感覺有多糟，於是又恢復了慣常的飲食習慣。他到晚年的身體狀況一直很好，最後以一〇二歲高齡去世。

柯納羅在八十多歲時開始撰寫《如何活一百歲》或《論樸實生活》（副標題是「確保獲得健康長壽生活的方法」），並在此後每五年或十年增添新的章節。他在書中駁斥了傳統認為人類到老年就注定衰弱的想法。他寫道：

現在有些注重官能享受且不講理的人，自認為一個人活到六十五歲以上就不能被視為一個活人，而是死人。我會清楚證明他們錯了，因為我希望所有人都能活到我這個年紀，這是生命中最美好的時期。

我無法講得比他更到位。二〇一八年的一項研究將六十至九十歲的老年人與十八至三十六歲的年輕人進行比較，結果顯示，能夠掌控自己生活的感覺，使老年人可以和年輕人有類似的感受與行為。這也是我對你的要求：**活到老並將這段時間當成你生命中最美好的時期來享受**。我們的文化有一種傳統的說法，認為「年少時總是揮霍青春」，意指當我們沒有足夠的智慧與經驗，來引導我們的能量、享受我們的生活時，青春活力就這麼被浪費掉了。然而，我希望你現在已經了解，事情不必然就得如此。

路易吉．柯納羅在大幅減少食物攝取之後，能恢復健康絕非巧合。在長壽悖論計畫中，你也會規劃卡路里限制期，不過你會斷斷續續地進行，不會因此受苦。讓我們一次以一個月為期來進行。你可以把每個月分成下面幾個時期：

- **模擬斷食期**：每個月有連續五天，將動物性蛋白質從飲食中去除，並將每天的卡路里攝取量限制在九百卡，藉此獲得相當於進行一整個月卡路里限制飲食的好處。
- **自由日**：在大多數情況下，你可以盡情享用腸友喜歡的食物。
- **洗腦日**：每週一、兩次跳過晚餐或是很早吃晚餐，確保大腦能在你睡眠期間被徹底清洗乾淨。
- **非強制的卡路里限制日**：你可以每週選擇一到兩天，將卡路里攝取量控制在六百卡，已獲得額外的長壽利益。你甚至可以搭配洗腦日來進行，一舉兩得。

- **非強制的密集照護淨化：**如果你患有退化性疾病，或是想要促進淨化過程，這個包含更多斷食與洗腦日的計畫，將能額外提升你的粒線體功能。

現在，讓我們一一分解這些計畫組成，仔細看看你一整個月該怎麼吃，該吃什麼。

模擬斷食期

你現在已經知道，限制卡路里攝取對你的健康與長壽有多麼重要。好消息是，你每個月只要連續五天進行卡路里限制飲食，就能夠獲得相當於進行一整個月卡路里限制飲食的好處。沒錯！我的好友兼同事瓦爾特・隆戈是南加大戴維斯老年病學學院院長，他已經證明，每個月進行五天的改良素食飲食能達到相當於一個月傳統卡路里限制飲食的「促長壽」效果。

我強烈建議你以連續五天的模擬斷食期作為長壽悖論計畫的開始。你不但能獲得相當於一個月卡路里限制飲食的好處，也能在那五天大幅度改變腸道細菌組成，趕走腸道壞菌，滋養腸道好菌。事實上，隆戈博士與科羅拉多大學博爾德分校的研究人員都證實，模擬斷食飲食能幫助你獲得更好的腸道細菌型態。在科羅拉多大學奈特實驗室研究人員進行的一項實驗中，受試者只進行了為期三天的淨化飲食，微生物群系就發生了大幅度的變化，其中嗜黏液艾克曼菌的數量也增加了。一旦你的腸道細菌達到良好狀態，你也更能輕鬆地遵循計畫的其餘部分。

請不要擔心你會因為進行幾天卡路里限制飲食而餓死。只要有水，人類可以兩個月以上不進食。如果你體重過重或肥胖、有胰島素阻抗或空腹胰島素指數過高，或是正在進行胰島素注射，我建議你查看《植物的逆襲》第十章，將能引導你從胰島素阻抗慢慢回到胰島素敏感度正常的狀況，幫助你更快、更容易地開始使用酮作為燃料。如果你真的覺得自己餓了，真的需要吃更多東西，你每天至多可以吃三次一大匙的MCT油，防止「低碳水化合物流感」（酮流感）。等到你的胰島素敏感性逐漸恢復，腸道好菌慢慢接管你的腸道並開始進行修復，你將能輕鬆地度過這五天，飢餓感再也不會是問題。

那麼，這五天你到底該吃什麼呢？事實上，避開不能吃的東西比較重要，所以讓我們從這個問題開始。

應該避免的食物

- 所有乳製品
- 所有穀物與類穀物
- 所有水果，包括所有有籽的蔬菜（因為它們基本上也算是水果）
- 所有糖源

- 未經批准的種子
- 蛋
- 大豆製品
- 茄科植物（茄子、燈籠椒、番茄、馬鈴薯）
- 玉米油、大豆油、菜籽油與其他植物油
- 肉類、雞肉與其他動物性產品
- 破腸道的壞菌「最愛的食物」（參考第一九六頁）

應該納入的食物

那麼你可以吃什麼？當然是腸友最喜歡的食物，例如下列：

蔬菜

你可以隨意吃以下所有蔬菜，生食、熟食皆可。如果你有腸躁症、小腸菌叢過度增生、腹瀉或其他腸道問題，則應限制生菜的攝取，將食物徹底煮熟。所有蔬菜都應該是有機蔬菜，新鮮或冷凍皆可。如果採用新鮮蔬菜，盡量購買以永續農業方法在當地種植的當季蔬菜。

- 十字花科蔬菜：青江菜、綠花椰、球芽甘藍、瑞士甜菜、任何顏色與類型的包心菜、白花椰、羽衣甘藍、芥菜、綠葉甘藍、油菜、大頭菜、水芹菜、日本蕪菁、芝麻菜。

- 各種綠葉蔬菜：苦菊苣、各種萵苣、菠菜、蒲公英葉、菊苣。
- 特雷維索紅萵苣
- 朝鮮薊
- 蘆筍
- 芹菜
- 茴香
- 蘿蔔與其他根類蔬菜，如：山藥、芋頭、豆薯、日本木薯、木薯、蕪菁、蕪菁甘藍、辣根。
- 新鮮香草：薄荷、歐芹、鼠尾草、羅勒與芫荽，以及大蒜和各種洋蔥，包括韭蔥與細香蔥。
- 海裡的蔬菜：海帶與海藻，包括海苔。

蛋白質

在這五天期間，你得吃純素。也就是說，餐食中不能有蛋、肉、雞肉或任何乳製品。別擔心你會缺乏蛋白質！請記住，你現在可能吃了太多蛋白質，你的身體會回收已經存在的蛋白質。五天內不吃動物性產品可以讓身體休息一下，不用消化蛋白質，也讓身體成為腸道細菌的環保聖地。這五天內可以食用的植物性蛋白質（每天不超過二百二十七公克）如下，不過你不一定就得要吃。

- 天貝（不含穀物，只有發酵的大豆）
- 大麻豆腐與大麻仁（Hemp tofu and Hemp seeds）
- 用壓力鍋烹煮的豆科植物，如：扁豆與豆類
- Hilary公司的小米糕（Millet Cakes）
- 被認可的堅果與種子

請記住，你的類人猿表親與祖先都是透過吃樹葉來獲得大量蛋白質，所以你也做得到。

脂肪與油

這五天可以食用的植物脂肪來源包括：

- 酪梨——一天可以吃一整個酪梨
- 初榨冷壓橄欖油
- 任何種類的橄欖
- 堅果：核桃、夏威夷果、開心果、榛果、松子、杏仁、杏仁粉
- 酪梨油
- 椰子油

- 夏威夷果油
- MCT油
- 紫蘇油
- 芝麻油
- 核桃油
- 大麻籽油
- 亞麻籽油

調味品與調味料

由於含糖量的緣故（更別說其他有害成分），請避免使用市面上現成的沙拉醬與調味汁。

下面這些調料則可隨意使用：

- 新鮮檸檬汁
- 醋
- 芥末
- 現磨黑胡椒
- 含碘海鹽
- 你最喜歡的香草與香料，但不包括乾燥辣椒片

飲料

顯然，你應該避免所有的碳酸飲料（包括無糖汽水）、運動飲料、檸檬（汽）水，以及市售的現成飲料。你每天至少要喝八杯開水、過濾水或下列飲品：

- 聖沛黎洛氣泡礦泉水或其他義大利氣泡礦泉水（或是義大利的普娜天然礦泉水）
- 綠茶、紅茶或花草茶可隨意享用
- 一般咖啡或低咖啡因咖啡（黑咖啡或搭配不加糖的杏仁奶、大麻奶或椰奶）
- 若想喝甜的茶或咖啡，可以使用甜菊萃取物（最好是SweetLeaf公司的產品）、Just Like Sugar（菊糖）或羅漢果糖液。

我和好友伊琳娜．斯科瑞斯（Irina Skoeries）一起擬定了以下的計畫。伊琳娜也做了《植物的逆襲》的三日啟動淨化計畫。這個計畫有嚴格的標準，確保你在「斷食期」的每一天都能攝入正確的卡路里數與蛋白質量。按照下面的飲食計劃，你將能獲得相當於進行一個月卡路里限制飲食的效果，並刺激幹細胞再生，強化你的腸壁。

第一天

早餐　綠色果昔

點心　蘿蔓萵苣葉盛酪梨醬

午餐　芝麻菜沙拉佐大麻豆腐、無穀天貝，或白花椰排佐檸檬油醋醬

點心　蘿蔓萵苣葉盛酪梨醬

晚餐　羽衣甘藍炒無穀天貝與酪梨

第二天

早餐　綠色果昔

點心　蘿蔓萵苣葉盛酪梨醬

午餐　蘿蔓萵苣佐酪梨芫荽青醬與無穀天貝

點心　蘿蔓萵苣葉盛酪梨醬

晚餐　檸香球芽甘藍、羽衣甘藍與洋蔥佐包心菜排

第三天

早餐　綠色果昔

點心　蘿蔓萵苣葉盛酪梨醬

午餐　大麻豆腐芝麻菜酪梨海菜捲佐芫荽醬

點心　蘿蔓萵苣葉盛酪梨醬

晚餐　烤綠花椰佐白花椰飯與炒洋蔥

第四天

早餐　綠色果昔

點心　蘿蔓萵苣葉盛酪梨醬

午餐　長壽韭蔥湯

點心　蘿蔓萵苣葉盛酪梨醬

晚餐　大麻豆腐芝麻菜酪梨海菜捲佐芫荽醬

第五天

早餐　綠色果昔

點心　蘿蔓萵苣葉盛酪梨醬

午餐　白花椰帕瑪森起司濃湯

點心　蘿蔓萵苣葉盛酪梨醬

晚餐　白花椰炒飯

自由日

完成五天斷食以後，你可以開始計劃中的自由日部分，繼續排除能滋養壞菌的食物，並盡情享用腸友最喜歡的食物。如果你在五天斷食後回到原本的習慣，尤其是糖分的攝取，壞菌很快就會長回來，抵銷你努力獲得的進展。

你在自由日不需要限制卡路里攝取，不過應該注意蛋白質攝入量。就如你先前讀到的，瓦爾特・隆戈博士與我都認為，每公斤體重只需要〇・三七公克的蛋白質。因此，一勺乳清蛋白粉、二個雞蛋、一根蛋白營養棒或約八十五公克土雞肉或野生魚肉，就能滿足你一整天的蛋白質需求。

為了簡單起見，我希望你在自由日將焦點放在每天至多食用一份大約八十五公克的蛋白質。你可以選擇早上吃雞蛋，中午吃鮪魚沙拉，或是晚上享用一小份野生魚肉或貝類。請開始將草飼牛當成偶爾給自己的犒賞，而不是主要的飲食。至於其他幾餐，你還可以從蔬菜、堅果、菇類、壓力鍋烹煮的小扁豆，以及回收腸道黏液等獲得大量蛋白質。

除此以外，你可以隨意享用下列食物。

促進的長壽食物

油脂類	橄欖油	海藻油
	椰子油	夏威夷果油
	MCT 油	酪梨油
	紫蘇油	核桃油
	紅棕櫚油	米糠油
	芝麻油	調味魚肝油
甜味劑	甜菊（SweetLeaf 是我的最愛）	Just Like Sugar（以菊苣根製作的菊糖）
	菊糖	菊薯
	羅漢果	Nutresse 牌的羅漢果
	Swerve 牌的赤藻糖醇（因為它含有寡醣）	木糖醇
堅果與種子（每天 1/2 杯）	夏威夷果	菲律賓橄欖
	巴魯堅果	核桃
	開心果	胡桃
	椰子（不是椰子水）	椰奶（未加糖的替代乳製品）
	椰漿（未加糖、全脂罐裝）	榛果
	栗子	巴西堅果（限量）
	松子	亞麻籽
	大麻籽	大麻蛋白粉
	洋車前子或洋車前子粉	
橄欖	所有品種	
優格	椰奶優格（無添加）	
黑巧克力	總可可量 72% 以上（每日約 28 克）	

食醋	所有種類	
香草與調味料	除了乾燥辣椒片以外的所有香草與調味料	味噌
營養棒	Adapt 公司的營養棒：椰子巧克力（參考 www.adaptyourlife.com 網站）	
粉類	椰子	杏仁
	榛果	芝麻（與種子）
	栗子	樹薯
	綠香蕉	地瓜
	虎堅果	葡萄籽
	葛粉	
冰淇淋	椰奶無乳冷凍甜點（So Delicious 藍標，每份只含有 1 克糖）	
麵條	Cappello 公司的無麩質義大利麵	Pasta Slim 公司的蒟蒻麵
	海藻麵	Miracle Noodle 公司的義大利麵
	MiracleNoodle 公司的寒天義大利麵	Miracle Noodle 公司的蒟蒻米
	韓式地瓜冬粉	以棕櫚心製作的 Palmini 低碳水細扁麵
葡萄酒（每天約 180 毫升）	紅酒	
烈酒（每天約 30 毫升）	深色烈酒，如：波本威士忌、蘇格蘭威士忌、深色龍舌蘭酒、深色蘭姆酒、干邑白蘭地、琴酒。避免飲用伏特加。	

水果（除了酪梨以外應選擇當季水果享用）	酪梨	藍莓
	覆盆子	黑莓
	草莓	櫻桃
	脆梨（安茹、波士、考密斯）	石榴
	奇異果	蘋果
	柑橘類水果（非果汁）	油桃
	桃子	梅、李
	杏桃	無花果
	椰棗	

蔬菜（十字花科蔬菜）	綠花椰	球芽甘藍
	白花椰	瑞士甜菜
	芝麻菜	水芥菜
	綠葉甘藍	大頭菜
	青江菜	包心大白菜
	大白菜	羽衣甘藍
	綠甘藍與紫甘藍	生的德國酸菜
	泡菜	

其他蔬菜	特雷維索紅萵苣	菊苣
	縐葉苦苣	食用仙人掌葉
	芹菜	洋蔥
	韭蔥	細香蔥
	蔥	胡蘿蔔（生的）
	胡蘿蔔葉	朝鮮薊
	蘿蔔	白蘿蔔
	菊芋	棕櫚心
	芫荽	巴西利
	秋葵	蘆筍
	大蒜	菇類

綠葉蔬菜	蘿蔓萵苣	紅葉與綠葉萵苣
	嫩葉沙拉	菠菜
	苦苣	蒲公英葉
	奶油萵苣	茴香
	萵苣	芥菜
	京水菜	歐芹
	羅勒	薄荷
	馬齒莧	紫蘇
	水藻	海藻
	海菜	

抗性澱粉	Siete 牌的墨西哥薄餅（只用木薯和椰子粉或杏仁粉製作的薄餅）	Barely Bread 的麵包與貝果
	Julian Bakery 的原始人捲餅（以椰子粉製作）	The Real Coconut 的墨西哥薄餅與脆片

適量食用	青大蕉	青香蕉
	猴麵包樹果實	木薯（木薯澱粉）
	地瓜或山藥	紫地瓜
	蕪菁甘藍	歐防風
	日本木薯	根芹菜
	蒟蒻根	柿子
	豆薯	芋頭
	蕪菁	油莎豆
	青芒果	小米
	高粱「爆米花」	青木瓜

素肉	Quorn 公司：嫩素雞肉、素絞肉、素雞排、素烤火雞、素培根片	Hilary 公司的素漢堡（參考 www.hilaryseatwell.com）
	大麻豆腐	（無穀）天貝

用壓力鍋烹煮的豆類（或 Eden 公司的豆類罐頭）	小扁豆（首選）	黑豆
	鷹嘴豆	紅豆
	其他豆類	豌豆

促成疾病、老化的食物

精緻澱粉	義式麵食	馬鈴薯
	洋芋片	牛奶麵包
	墨西哥玉米餅	酥皮點心
	小麥、黑麥、大麥、米、藜麥、大豆、玉米粉	薄脆餅乾
	甜餅乾	穀物
	糖	龍舌蘭
	Sweet One 或 Sunett 代糖（乙醯磺胺酸鉀）	Splenda 代糖（蔗糖素）
	NutraSweet 代糖（阿斯巴甜）	無糖飲料
	麥芽糊精	

蔬菜	豌豆	蜜糖豆
	豆類	四季豆
	鷹嘴豆（包括鷹嘴豆泥）	大豆製品
	豆腐	毛豆
	大豆蛋白	組織化植物蛋白（人造素肉）
	豌豆蛋白	所有豆類，包括豆芽
	所有扁豆	

堅果與種子	南瓜籽	花生
	葵花籽	腰果
	奇亞籽	

水果（有些被誤認為蔬菜）	黃瓜	櫛瓜
	南瓜	南瓜屬植物
	甜瓜	茄子
	番茄	燈籠椒
	辣椒	枸杞

非南歐牛奶製品（含有 A1 酪蛋白）	優格（包括希臘優格）	冰淇淋
	冷凍優格	

起司	瑞可達起司	茅屋起司
	克非爾起司	

穀物、發芽穀物、類穀物與禾本科植物	小麥（壓力蒸煮並無法移除小麥凝集素）	單粒小麥
	法羅小麥	卡姆小麥
	燕麥（壓力蒸煮無法移除凝集素）	藜麥
	黑麥（壓力蒸煮無法移除凝集素）	布格麥
	白米	糙米
	野生稻米	大麥
	蕎麥	Kashi 牌穀物
	斯佩爾特小麥	玉米
	玉米製品	玉米糖漿
	爆米花	小麥草
	大麥苗	

油脂	大豆油	葡萄籽油
	玉米油	花生油
	棉花籽油	紅花油
	葵花油	蔬菜油
	菜籽油	

乳製品（每天限量28公克起或110公克優格）	真正的帕瑪森起司（帕米吉安諾－雷吉安諾起司）	法國或義大利的奶油
	水牛奶油（可在喬氏超市購買）	酥油
	山羊奶優格（無添加）	山羊奶（少量加入咖啡或茶中）
	山羊奶起司與奶油	山羊奶或綿羊奶製成的克非爾
	綿羊奶起司與優格（無添加）	熟成的法國、義大利或瑞士起司
	水牛莫札瑞拉起司	含有A2酪蛋白的牛奶（少量加入咖啡或茶中）
	有機鮮奶油	有機酸奶油
	有機奶油起司	

魚類（野生；每天至多110公克）	白魚，包括：鱈魚、海鱸、紅魚、西大西洋笛鯛或銀金鯛	淡水鱸
	黃鱸、梭子魚	阿拉斯加比目魚
	罐裝鮪魚	阿拉斯加鮭魚
	夏威夷的魚類如鬼頭刀、絲鰭姬鯛、棘鰆	

甲殼類（野生）	蝦	蟹
	龍蝦	扇貝
	烏賊	蛤蜊
	牡蠣	貽貝（養殖亦可）
	鮑魚（養殖亦可）	海膽
	沙丁魚	鯷魚
	胡瓜魚	

放養家禽（非放養；每天 110 公克）	雞	火雞
	鵝	鴨
	雉雞	鵪鶉
	鴕鳥	放養家禽蛋、不用大豆或玉米餵養的家禽蛋、高 ω3 脂肪酸蛋（每天至多 4 個），不過應限制蛋白攝取量，也就是說，用 4 個蛋黃與 1 個蛋白烹煮歐姆蛋。

肉（草飼；每天至多 110 公克；每週至多一次）	野牛	野味
	鹿	野豬
	麋鹿	豬（人道飼養或放養）
	羊	牛
	義式生火腿	風乾醃牛肉
	肝臟與其他內臟	

飲食計畫

以下根據書後的食譜提供幾則每日飲食計畫，幫助你了解在自由日可以怎麼吃。

第一天

早餐　藍莓味噌馬芬

午餐　白花椰帕瑪森起司濃湯，搭配苦味沙拉佐核桃起司醬

晚餐　烤綠花椰佐味噌核桃醬，搭配蘑菇百里香燉天貝佐白花椰飯

點心與甜點　半顆酪梨佐味噌芝麻醬；當季水果

第二天

早餐　炒小米配香料雞蛋

午餐　烤綠花椰佐味噌核桃醬，搭配蘑菇百里香燉天貝佐白花椰飯

晚餐　小扁豆綠花椰咖哩佐薑味椰子白花椰飯

點心與甜點　羅勒小扁豆醬；墨西哥巧克力米布丁

第三天

早餐　藍莓味噌馬芬（第一天剩下的）
午餐　小扁豆綠花椰咖哩佐薑味椰子白花椰飯
晚餐　菠菜沙拉佐炸小扁豆白花椰餡餅
點心與甜點　半顆酪梨佐味噌芝麻醬；墨西哥巧克力米布丁

洗腦日

正如你先前讀到，身體至少得在睡前四小時消化完最後一餐，你的淋巴系統才能在夜間徹底清洗你的大腦。如此一來，你就能避免有毒性的類澱粉蛋白在腦部累積，進而導致退化性疾病。為了徹底清洗大腦，我的建議是，如果你健康狀況良好，可以在一週內選一天跳過晚餐，如果你已經患有退化性疾病，則可以多做幾次。在洗腦日，你只需像其他自由日一樣吃飯，不過在午餐以後就停止進食。很簡單吧！你甚至可以在上半天就吃完三餐，或在下午四點以前把最後一餐吃完。

這種進食方式讓你能得到間歇性斷食的好處。在國家衛生研究所一項對小鼠的新研究中，兩餐間隔時間最長的個體，無論吃了什麼，最後都一定是最長壽的。因此，為了達到最好的效果，你不但要跳過晚餐，也要確保經過十八小時之後再進食。事實上，每天把飲食時間限制在六小時內，能夠刺激自體吞噬，讓細胞回收利用。當自體吞噬發生在腸道內側時，就能有更強壯、更健康的細胞及強化腸壁屏障。因此，只要跳過晚餐並推遲早餐時間，你就能得到清淨的大腦、更年輕的細胞與新的腸道屏障。這當然值得一週少吃一餐飯！

非強制的卡路里限制日

如果你想要進行卡路里限制飲食，我推薦我的「五：二輕斷食」版本。在這個計畫中，你將一週分成五個自由日與二個卡路里限制日，在卡路里限制日將當日的卡路里攝取限制在六百卡路里。計算一下，這相當於一周內每天減少五百四十卡路里的攝取，讓你能獲得完全卡路里限制的好處，一週減輕半公斤體重，是既健康又安全的減重速度。

雖然腸友並不在乎你選擇哪天進行卡路里限制飲食，不過我強烈建議你在週一與週四進行。為什麼？週一是週末過後的日子，你在週末可能稍微放縱了一下，所以週一是削減卡路里攝取的好時機。之後，你在星期四之前可以有二個自由日，星期四過後就是週末，所以星期四同樣也是減少卡路里攝取的好時機。當然，你可以每週都改變日子，也可以根據你的日程來調整頻率。

那麼，六百卡路里大概是什麼情況？這大概是三條Quest營養棒，或是七到八個水煮蛋。

事實上，如最近的人體試驗所示，「雞蛋飲食法」確實有效。我沒在開玩笑，我有好幾個病人都成功以這種方式進行飲食限制。在限制日，沙拉也是很好的選擇，不過請記住，一大匙橄欖油會用掉你一百二十卡路里。那所謂的「酒鬼減肥法」呢？說真的，由羅伯特・卡麥隆提出，在一九六〇與一九七〇年代大受歡迎的酒鬼減肥法，建議每天喝四分之三瓶紅酒。這個量比我們活到一〇二歲的老朋友路易吉・柯納羅每天喝的量還多一點，而卡麥隆活到了九十八歲高齡！想像一下，如果他少喝一點，會發生什麼事？

實際一點，我建議在卡路里限制日吃很多生的和煮熟的蔬菜，淋上一點橄欖油和少量濃縮蔬菜或堅果蛋白，既能獲得卡路里限制的好處，又能獲得最高的營養。

非強制的密集照護淨化

你之前曾讀到，癌細胞與特定免疫細胞有一個鮮為人知的弱點：它們都無法有效運用脂肪為燃料，反而得利用一個效率非常低的過程，也就是「糖發酵」，才能獲取能量。如果你被診斷出癌症，或是患有急性自體免疫疾病、帕金森氏症或失智症，「密集照護淨化」將能在為粒線體提供燃料的同時，讓導致病情惡化的細胞挨餓。你可以將為期三天的淨化期當成整個計畫的起點，如果你覺得它對你的腸友和粒線體有幫助，也可以終生持續進行。

要進行密集照護淨化，你可以參考第二二二～二二四頁的自由日飲食，善加運用腸友喜歡的食物，並按下列指示調整。

將飲食中所有水果與有籽蔬菜拿掉，它們的果糖對癌細胞來說，誘惑太大了。除了酪梨、綠香蕉與大蕉、青芒果與青木瓜以外，絕對不要吃其他水果。

選擇中鏈脂肪酸，例如：MCT油、椰子油或紅棕櫚油，或是短鏈脂肪酸如奶油或酥油，將它們當作脂肪來源，不過繼續將橄欖油當作主要脂肪來源。將其他食物想像成脂肪輸送裝置。盡可能多吃這些脂肪。

將夏威夷果當成你的首選堅果，搭配少量其他堅果。

你還是可以吃黑巧克力，不過請確保黑巧克力的總可可量在90％以上。瑞士蓮公司有總可可量90％的巧克力，市面上很容易取得，而我在撰寫本文的同時，喬氏超市（Trader Joe's）有含100％可可粒的巧克力，名叫蒙特蘇馬（Montezuma）。

每天的動物性蛋白質攝取量不應超過五十七克，大小約為一副撲克牌的四分之一，而且最好是野生魚類、貝類與軟體動物。如果你罹患癌症，則要完全避免動物性蛋白質，因為動物性蛋白質中的特定胺基酸，可以是癌細胞的燃料。

蛋黃基本上是純脂肪，而且含有能讓大腦正常運作的兩種脂肪之一。你可以嘗試用四個蛋黃加上一個蛋白製作歐姆蛋，使用椰子油或酥油烹煮，並用切片酪梨、菇類與洋蔥當作餡料，再撒上薑黃粉與黑胡椒。在上菜前，可以再淋上更多酥油、夏威夷果油、紫蘇油或橄欖油。

純素者可以吃半個哈斯酪梨淋上椰子油或橄欖油。大麻籽是良好的脂肪與植物蛋白來源，可以用來製作奶昔或撒在沙拉或蔬菜上。核桃是可食用堅果中植物蛋白含量最高的一種。

綜合以上所述，讓我們來看看為期一個月的長壽悖論計畫會是什麼樣子。

第一週

為期五天的模擬斷食期，然後是二天自由日。

第二、三、四週

四天自由日，選二天進行卡路里限制飲食，一天洗腦日；

或六天自由日與一天洗腦日；

或五天自由日與二天洗腦日；

或按個人意願加入非強制性的密集照護淨化。

你可以按自己的需求量身打造屬於自己的飲食計畫。如果你還年輕，健康狀況良好，可以慢慢開始，這是個你可以學著去適應的計畫。然而，如果你已經罹患失智症、第二型糖尿病、自體免疫疾病，或是任何因為壞菌統治你身體內部而造成的老化疾病，那麼你可能得要嚴格遵守計畫的規則。

你的生活完全掌握在自己手上，或者我該說，完全被你的嘴和腸道所掌握。然而，雖然你的飲食是決定哪些腸道細菌能在體內存活（以及你能活多久）的主因，但飲食並非唯一的因素。你的日常習慣，例如：你運動的方式、淋浴的溫度，甚至共度時光的人，都會影響到你的生活與健康年限。而這也引導我們進入長壽悖論計畫的下一個階段。

Chapter 10
生活方式

如你所知，限制卡路里攝取之所以能帶來好處的原因之一，在於它能暫時為細胞帶來壓力，而少許壓力是件好事：它會向細胞發出訊號，告訴它們應該為即將來臨的生存危機做好準備。這會迫使細胞強大起來，殺死任何無法被強化，或可能無法在攻擊中存活下來的細胞。為了促進健康與長壽，這可以說是你能做到最有益的事情之一。

這就是為什麼長壽悖論計畫的重要部分，是要透過飲食與生活方式的選擇，來給細胞施加壓力。在你踏上這個旅程之際，請務必記住，你給身體的壓力越大，需要的復原時間就越長，否則你可能會因為給自己太多壓力，而出現弊大於利的情形。因此，充足的睡眠時間，並花時間放鬆或冥想，也是這個計畫的重要組成。壓力期與恢復期的交替，是另一個能夠為腸道細菌帶來好處的循環，能幫助你延長健康年限。

有鑑於此，我將生活方式計畫分成兩個部分：第一部分是能為細胞帶來壓力，進而強化細胞的習慣；第二是能讓細胞恢復的習慣。兩個部分結合，就能靠簡單的生活方式調整，讓你和你的腸友感覺比以往任何時候都好。

第一部分：克服壓力

運動是最常被實踐的興奮作用。你每次運動時，都會讓肌肉受到輕微的撕裂。當肌肉自我修復時，會變得越來越強壯。正如你先前所讀，腸友也會因為你做運動而受益，並以修整家園的方式來報答你。它們尤其喜歡你做重力運動，因為這會讓你的肌肉承受更多壓力，因此強化的效果也更明顯。

如果你擔心自己狀態不好，無法安全地開始進行重量訓練，也不要擔心。「現代健身教父」傑克・拉蘭內告訴我，只需要做兩個簡單的運動，就能鍛鍊並維持體力。這兩種運動是深蹲（或是任何類型的深度屈膝），與棒式或伏地挺身。兩種都是對抗重力的運動，加在一起能夠為身體的每個主要肌肉群施加壓力。任何健康水準的所有人都可以做這些運動，只要投入一點時間就能獲得相當的成果。

我的五分鐘運動計畫結合了這兩種運動，以及其他三種你並不陌生的運動，形成完整且全面性的鍛鍊計劃，適度給予肌肉壓力，藉此讓你的肌肉保持強壯，防止隨著年齡增長而發生的肌肉耗損或肌肉質量減少。你沒有理由不做這些運動。一開始，每天先完成兩次循環，或是當你覺得有必要起來動一動時，就做一次；特別是當你一天之中，大部分時間都坐著的時候。它會馬上讓你能量爆發，同時強化全身的肌肉與細胞。

步驟一：長壽悖論運動計畫

第一分鐘：原地跑步

我喜歡將這個運動稱為「原地快走」。這不是真正的慢跑，而是快走；但別走太快！請記住，如果你覺得熱，就不是快走。你只是想讓身體醒過來，而不是讓自己精疲力竭！只要輕輕鬆鬆地快步走上一分鐘就好。如果這對你來說還是太困難，那麼你可以坐著進行。坐在椅子上擺動著你的腿和手臂，就好像在跑步一樣。即使你覺得這個動作很蠢，無論如何還是得做。你可以和經過你桌旁的人聊天，如果有需要也笑一笑。我相信這能讓你保持年輕。

第二分鐘：經典的仰臥起坐

如果腹肌變強壯，你維持年輕的時間也更長。強大的核心肌肉，對維持行動力與消除背痛而言，是不可或缺的。為了做出正確的仰臥起坐，你必須先躺平，膝蓋彎曲，手臂指向雙腳，然後將注意力集中在運用腹肌力量，讓頭與肩膀抬起來，而不是利用脖子或手臂的力量。讓肚臍周圍的下腹收縮，慢慢地把貼著地板的脊椎一塊一塊掰開；這個動作要慢慢來。你不需要整個坐起身來，只要確保你起身時，能感受到腹部肌肉用力即可。儘可能重複多次，保持良好的姿勢，做足一分鐘。如果這個動作讓你的背部感到不適，你可以試試有支撐的仰臥起坐：只要把小腿靠在椅子或長椅上，膝蓋呈九十度彎曲即可。以這個姿勢做仰臥起坐，可以減輕脊椎的壓力。脖子的壓力還是太大嗎？那麼就用傳統的方法來做，將雙手放在頭後，但要小心不要藉由手的力量起身。

第三分鐘：棒式

這是傑克．拉蘭內和我最喜歡的一個動作。棒式是很棒的運動，因為它會讓你同時用到所有的肌肉，卻又不需要任何運動！要做棒式，只要做出伏地挺身前半段的姿勢，並保持一分鐘即可。背部保持挺直，臀部略高，腹部收縮，雙手在肩膀正下方，手臂伸直，以手肘著地、手臂向前的姿勢進行。如果這個動作對你來說很容易，那麼就做一分鐘的伏地挺身。如果一開始對你太困難，也別擔心，棒式維持不了一分鐘是很正常的。必要時休息一下，再恢復棒式的姿勢。還是太難嗎？如果你需要減輕一些重量，可以讓膝蓋觸地。只要確保有用到上半身肌肉與核心肌群即可。

第四分鐘：深蹲

現在我們到了傑克．拉蘭內最喜歡的另一個動作。直到今天，我仍然保持在早晚刷牙時，同時做深蹲的習慣。刷牙時也沒別的事好做，如此以來在這段時間除了保持牙齦健康，還能同時強化我的下半身與核心肌群。

要正確做出深蹲的動作，應讓雙腳平行站立，兩腳分開，比臀部稍寬。吸氣，收緊腹部肌肉，慢慢彎曲膝蓋，同時保持胸部向前，頭抬高。按個人的活動力，盡可能屈膝，然後運用臀部肌肉回到站姿。在一分鐘內儘量重複多次，注意隨時保持雙腿平行，腹部收縮。覺得不平衡站不穩？只要一手抓著櫃檯或椅背就可以了。

第五分鐘：冥想

你以為會是另一種運動吧？答案並不是。

你已經結束運動的部分了，現在得讓你的心率慢下來，放鬆自己，摒除雜念。千萬別想跳過這一步，請記住，你的腸友喜歡冥想，所以就為它們做好這一分鐘的完全放鬆；如果你有時間也可以延長。

開始時，先坐直或仰臥，精神集中，用鼻子深呼吸，再用嘴把氣完全吐出去。每次呼氣時，試著放鬆身體所有肌肉。試著先放鬆你的腳，然後是膝蓋與大腿，接著是背部，再來是手臂與手，最後是你的脖子，這樣說你應該有點概念了。一分鐘後，你會覺得精神恢復了，能保持警覺且充滿活力，而你的腸友也會有同樣的感受。冥想時，並不需要把腦袋放空，那只會讓許多人更緊張而已！

▼玩耍處方

出門動一動對身體是非常重要的，以至於我經常幫病人開的處方，是養一隻狗。很多人後來都對我表達謝意，認為這是他們做過最棒的事。養狗不僅強迫你出門走走，狗兒出門也會弄得髒兮兮的。牠們的腳會沾上泥濘，毛皮會沾上花粉孢子和樹葉。很多人一開始認為這是壞處，直到我向他們解釋，接觸汙垢裡的細菌對的腸道細菌有好處。事實上，研究證明，與狗一起生活的人，比沒有養寵物的人，具有更多元的微生物群系。養狗的小孩也比較不容易有過敏的問題。就說狗是人類最好的朋友吧！

不管你有沒有養狗，都應該儘可能多出去走走。每次飯後，我喜歡散步十分鐘。你不用給自己太大壓力，只要出去走動。你應該去活動，而不是長時間坐著。若有可能，每天出門走路時，找地方爬上爬下（**抵抗重力**），給肌肉更大壓力，獲得更多好處。

等到你可以接受更多鍛鍊，我非常建議你做一個任何年齡的人都可以做的簡單運動，而且我保證你每次做的時候，都能笑得很開心。這裡指的是「彈床運動」（rebounding），實際上就是在健身跳床上跳一跳而已。我花不到三十美元買了一張健身跳床，我挺喜歡在上頭跳一跳。相較於在堅硬地面上慢跑（**甚至走路**），這種運動對關節來說比較輕鬆，更別說它對於將重要營養物質，運送到所有細胞的淋巴系統很有好處。我的好友、也是我的患者托尼．羅賓斯（Tony Robbins）在跳上舞台之前，就喜歡在他的跳床上跳一跳，他就把跳床放在舞台階梯的旁邊。難怪他看起來（**實際上也是**）

精力充沛！

開始時，先站在跳床上，雙腳分開與肩同寬。屈膝，上下輕跳。這樣子跳一分鐘，然後休息一分鐘，然後再重複，循環兩次。很簡單的！我每週會這樣子跳一次，這讓我覺得自己像個孩子。覺得不穩？許多跳床都有平衡桿或把手。請將這個運動當成你的玩耍處方，它真的會讓你返老還童。

高強度間歇訓練的樂趣

另一個只要花一點時間就能獲得許多好處的運動，是「高強度間歇訓練」。與傳統運動相較，高強度間歇訓練能燃燒脂肪的時間更長。此外，傳統有氧運動會削弱免疫系統，高強度間歇訓練卻不會。每週進行三次十分鐘的高強度間歇訓練，能帶來各種健康益處，對之前沒有在運動的人尤其如此。高強度間歇訓練是一種很有趣的運動形式。事實上，研究顯示，與傳統中等強度運動相比，它更能引發幸福感，因為它能促進更多神經傳導物質釋放。當然，你現在也知道，血清素與其他「快樂」荷爾蒙的前導物質，是由腸友製造，因此我們也可以說，它們同樣也喜歡高強度間歇訓練。

在長壽悖論計畫中，我建議除了每天的五分鐘循環以外，每週也做三次十分鐘的高強度間歇訓練。你可以選擇任何喜歡的運動形式：步行、跑步、騎自行車、飛輪，或是開合跳。在三十秒內盡可能努力做動作，然後給自己大致相同的休息時間。等到你體力越來越好，你可以把動作時間延長到一分鐘，只要給自己足夠的恢復時間就好。持續做十分鐘，你會變得更快樂、更健康，腸友同樣也會更快樂、更健康。

步驟二：稍微「煮一下」你的細胞

正如你之前讀到的，我第一次研究熱休克蛋白（heat-shock proteins），是在進行心臟手術的時候。進行手術時，我得暫時切斷心臟某些區域的血流，藉此防止在手術中心臟跳動造成受損，所以我每次會夾住一段血管兩或三分鐘，然後放開。我和同事們發現，當我們這麼做時，心臟細胞會製造熱休克蛋白，保護心臟免受缺氧供應所造成的壓力。一旦熱休克蛋白形成，我們就會重新夾住血管，而且這次可以夾十分鐘，也不用擔心心臟受損，因為此時的心臟受到良好的保護，可以承受更長時間沒有血流通過。

這是興奮作用發揮的完美範例。你的細胞得到訊息，知道艱難時刻即將來臨（因為缺乏血液流動），它們最好堅強起來。因此，它們會製作熱休克蛋白，作為保護手段。而這些蛋白會讓任何沒有善盡職責的細胞自我毀滅，只留下健康新鮮的細胞，一旦艱難時刻過去，一切又會恢復正常。

熱休克蛋白保護你免受各種威脅，不只是在缺乏血液流動時。顧名思義，細胞會在暫時受到極端溫度壓力時，製造這些保護性蛋白質。因此，你可以試著每週去三溫暖或蒸氣室，讓自己暴露在近紅外線或紅光蒸氣室裡，做一堂熱瑜伽。如果這些都不實際，那就洗個熱水澡吧！

近期研究顯示，洗熱水澡比抗憂鬱藥更能緩解輕度憂鬱。為了避免給細胞造成過大的壓力，你可以趁水溫還溫溫的時候進入浴缸，然後繼續放水，同時加入熱水。只要能出汗，你就能達到同樣的興奮作用。

步驟三：為冬天變強壯

暴露在寒冷氣溫中，與暴曬在炎熱環境有類似的效果，身體都會向細胞發出訊息，讓它們採取防禦措施，好渡過漫長殘酷的冬天。許多會冬眠的動物，都會在暴露於寒冷氣溫時，製造一種保護性化合物，藉此在接近冰點的嚴寒環境中存活。這是為什麼會冬眠的囓齒動物，平均壽命是不會冬眠者的兩倍；或許是因為冬眠的囓齒動物，新陳代謝率低很多，能夠延長壽命；我懷疑兩者大概都有點道理。暴露在低溫環境中，會刺激你的腸友製作更多兩種有益的神經傳導物質：γ-胺基丁酸與血清素。它們都有助於延長壽命。

為了充分利用這些好處，我建議你每天洗一次「蘇格蘭浴」（Scottish shower）。這聽起來可能不太有趣，不過它肯定能幫助你提神醒腦，讓身體在一天之中保持活力。要洗蘇格蘭浴時，先從溫水開始淋浴，然後慢慢把水溫調低。在淋浴的最後幾分鐘，你應該只開冷水。我保證你很快就能習慣。想想看，這樣還能幫你省電、省瓦斯，一舉兩得！

如果你還是無法相信，可以考慮一下你的膚友，也喜歡蘇格蘭浴的這項事實。熱水會將它們為皮膚與頭髮製造的營養油洗掉，冷水則能讓這些重要的油脂完好無損，讓你的皮膚光滑明亮，頭髮飽滿有光澤，還能提升能量，活得更長、更健康。還是覺得太極端？那麼你可以買一件涼背心（一件有活動式冰袋的背心），每天穿幾個小時。市面上甚至有你可以穿在西裝或洋裝底下的類似產品。

第二部分：恢復活力

好了，你完成了壓力部分嗎？很好，那麼現在就能繼續進入長壽悖論計畫中，恢復活力的部分。畢竟，如果你受到的壓力太大，又不花時間復原，你不但無法從壓力中受益，還會因為不讓受壓力的細胞恢復正常，造成的輕微損傷，而對身體形成傷害，完全本末倒置。所以，即使看起來似乎沒有必要，還是不要跳過這些重要步驟。它們是你長期健康與幸福的重要組成。

步驟一：睡眠放第一

我的朋友亞利安娜．哈芬登（Arianna Huffington）在《越睡越成功》（The Sleep Revolution，商業周刊出版）一書中侃侃而談，展現出睡眠對長期健康的重要性。深度睡眠是你的膠淋巴系統「清洗」大腦的時間，把垃圾和碎屑清除，才不會造成類澱粉蛋白斑塊累積，導致阿茲海默症與其他神經退化性疾病。你每週已經至少跳過一次晚餐，好確保你一睡著就有足夠的血液流向大腦，完成重要的清潔工作。

但是，一週洗腦一次只是個開始。你的大腦每天都需要充足的睡眠，而不只是在洗腦日的晚上。研究結果發現，熬夜一晚就會造成腦部視丘與海馬體的類澱粉蛋白增加約5%，而視丘與海馬體都是阿茲海默症早期特別容易受到損害的大腦區域。這表示長期睡眠不足可能是導致阿茲海默症的主要原因。

如果這還不足以讓你按時睡覺，那聽聽這個：睡眠不足也會導致體重隨著年齡增長而上升。控制饑餓感與飽足感的饑餓素與瘦素，對於睡眠時間長短非常敏感。當大學生到睡眠實驗室，讓他們睡足八小時以後，隔天早上他們體內的瘦素含量較高（瘦素會告訴你已經飽了）。隔天晚上，他們在六小時睡眠以後被叫醒，此時他們體內的饑餓素含量很高，瘦素含量低，讓他們覺得更餓，更難以感到滿足。我可以就作為外科住院醫師的個人經驗向你保證，在連著幾個月值班三十六小時只休息十二小時、且睡眠少得可憐的生活之後，絕對會讓你體重大幅上升！

當然，這是可以對應到年度週期的。夏季白日長、夜晚短，會刺激身體進食，開始為即將到來的冬天儲存脂肪。簡單來說，當你獲得充足睡眠時，身體會認為冬天到了，應該要燃燒身上儲存的脂肪。當你睡眠不足時，身體會覺得夏天到了，應該要開始儲存脂肪，準備過冬。

這是冬眠動物會活得比較久的另一個原因。牠們靠儲存的脂肪維生，使用的是能夠完全燃燒的酮。你可以將酮視為可以完全燃燒的天然氣，而蛋白質與糖則是會造成汙染的柴油。而且前者不需要催化轉換器！你想讓身體認為你終年生活在冬季中，這樣就能保持強壯、精瘦且有活力。

當然，陽光是你身體的一個訊號來源，讓身體了解是處於一天與一年中的什麼時間。當你的身體暴露在陽光下，視網膜的關鍵受體會被活化，這會刺激腸友，讓它們製造荷爾蒙與化學訊號，讓你感到想睡或是警覺。舉例來說，天黑了，你的視網膜收到訊息，知道已經到了晚上，於是向身體發出警報，讓身體製造神經傳導物質——褪黑激素，幫助你入睡。這通常被稱為你的生理時鐘。

不幸的是，光線中的藍光會造成刺激讓你清醒，也會讓身體聯想到夏季的進食週期。夏季的日照較長，所以可以晚點睡覺、多吃點東西，好為即將到來的冬季儲存食物。藍光的強度與長度，決定你睡眠、清醒與進食的季節性模式。

人類的眼睛裡有特殊的受體，能處理藍光，告訴我們的身體醒來並保持警覺。在螢幕與螢光燈普及之前，太陽是我們唯一的藍光來源。因此自人類存在以來，人類大部分都只會在白天時看到藍光。經過演化，人體運用這種白天存在的藍色光源，設定身體晝夜的節奏。但是到了現代，不論是白天或晚上，螢幕與燈泡隨時發出大量的藍光，這會干擾腸友與生理時鐘，進而讓你更迅速地老化。

為了讓你的身體獲得充分的睡眠，你必須要重新建立身體的晝夜規律，回到與自然日光消長同步的節奏。以下這些方法可以幫助你做到這一點：

- **減少夜間藍光照射的機會**。一旦太陽下山，就把所有螢幕關掉。隨時要這樣做可能不太實際，不過每週至少努力幾個晚上。使用f.lux之類的應用程式，以減少工作時間運用電腦時，螢幕所發出的藍光。
- **配一副濾藍光眼鏡，在太陽下山後戴上，用它來閱讀、看電視或看電腦**。這種眼鏡可以保護你的眼睛，避免過度的藍光照射。事實上，濾藍光眼鏡最初是為了NASA的太空人而製作的，因為太陽光在太空中會更強，如果這種眼鏡對太空人有用，在你身上肯定也有用。
- **如果你的生理時鐘已經亂了，可以試著服用緩釋型褪黑激素補充劑來重新設立**。這些補充劑通常是一錠三至五毫克，劑量已經足夠。緩釋型褪黑激素在調整時差與工作時間不固定時，特別有用；能幫助你重新設定睡眠清醒的週期。
- **維持固定的睡眠／清醒週期**。每天晚上同一個時間上床睡覺，或至少儘量維持同樣的時間。儘量讓自己睡飽八小時。請記住，這不是一種奢侈；你的大腦、身體與腸友都倚賴充足睡眠才能正常運作。
- **試著讓自己的睡眠時間保持固定**。在週末補眠往往無法彌補週間損失的時間。需要幫助嗎？我知道這樣說就好像老唱片在跳針一樣，不過去養條狗吧！相信我，牠不會讓你睡懶覺，在睡覺時間到了的時候，也會催促你上床。

既然你已經從各種自我施加的壓力恢復過來，我們就可以進入長壽悖論計畫的下一個部分。我敢打賭，它絕對是你意想不到的東西！

步驟二：親吻與社交聯繫

藍色寶地的長壽居民有一個我們還沒有提到的共同點，就是他們都生活在居民關係非常密切的社區。事實上，研究顯示，大部分百歲人瑞無論來自哪種文化或國家，都有強大的社會與精神支持系統。

這又讓我想起艾迪絲，你之前讀到那位看不出年齡的美魔女，她最近在一〇六歲生日前夕去逝，過世時看起來仍然很年輕。在她一〇一歲時，不小心在浴室跌倒，摔斷了髖骨。坦白說，我當時以為她的青春傳奇終於要結束了，因為大約有六個月的時間，她各方面的機能明顯衰退。這是她第一次變得健忘，開始顯露出衰老的跡象與表現。不過我顯然低估她了。

艾迪絲有強大的社交網絡。她總是帶著那隻可愛的博美犬四處走動。那隻狗讓她重新站了起來，而且她很快就開始計畫與朋友的午餐約會。過沒多久，她的社交日曆就排滿了各種約會，有她得下床的原因，以及各種需要建立與培養的聯繫。在那次跌倒以後，她又度過五年美好時光，她的精神狀態完全復原，我相信她強大的社交網絡與情感支持，與此有很大的關係。

同樣的原則，也適用於羅馬林達的基督復臨安息日會成員。他們生活在一個關係密切的社區，能為所有成員提供實質協助與精神支持。我們甚至在動物王國也會看到社群的重要性：

裸鼴鼠會合作挖地道，也一起為牠們的女王尋找塊莖；牠們和蜜蜂有著同樣迷人的社會結構，那是所有長壽社會共有的特點，無論這樣的社群關係是以家庭結構、宗教或村落為基礎而建構的。

也許這是為什麼我有許多男性患者（與越來越多女性患者）在退休後，健康狀況馬上開始衰退的緣故。在我們的文化中，老年人往往會變得孤立且意志消沉，不過社會關係對良好健康是不可少的。結果就是孤獨就像流行病一樣蔓延開來，而這又恰好與我們日益下降的健康年限和壽命同時發生。我們也許會將這樣的現象斥為巧合或純粹心理作用，不過實際上，就如你所懷疑的，它與腸友的健康息息相關。

試著想想：你接觸的人越多，你分享到的細菌就越多，這就像狗兒舔你的臉，把牠身上的細菌傳給你是一樣的。（這與世界上長壽人口最多的法國、義大利與其他地中海國家，男男女女在問候時，都會親吻彼此的臉頰，有著異曲同工之妙。）這個觀點又帶我們回到之前讀到的研究，也就是生活在一起的人往往會有同樣的健康問題，這並不是因為他們有同樣的基因，而是因為他們有同樣的微生物群系，而這也解釋了為什麼有時好友們會一起變胖。這不只是因為物以類聚，人們會選擇有相似生活習慣的朋友，也是因為他們和朋友分享著同樣的微生物群系，而他們的腸友對體重有非常重大的影響。

在一定的時間中，如果你有個朋友變胖，那麼你變胖的機率會增加57%。在成年兄弟姐妹中，如果其中一人變胖，其他兄弟姊妹變胖的機率會增加40%。如果夫妻中一人變胖，另一人變胖的機率會增加37%。值得注意的是，這些效果並不會在近鄰身上看到。兄弟姐妹不是因為有相同的基因而變胖，而是因為他們有相同的腸道細菌。

所以，小心與你共享細菌的人！值得慶幸的是，腸友甚至會在這方面幫助我們，至少在選擇伴侶時確實如此。目前已有證據顯示，在人類與其他類人猿中，普遍存在的親吻動作，所代表的不只是一個愉快交換體液的機會；這是另一個「事實比虛構更離奇」的例子。當我們親吻另一個人時，我們實際上是在做細菌混合物取樣，看看他的細菌混合物是否與自己的相容。假使相容，我們的微生物群系會以刺激快樂荷爾蒙產生的方式告訴我們，這個人適合自己，讓我們想再次親吻對方。

所以，這對你到底意味著什麼，特別是如果你是已婚狀態？出去傳播那些細菌吧！我是認真的！參加任何團體，不管是讀書會、運動團體，或是在週五晚上的品酒會。去需要幫忙的地方組織做義工。回到你精神的根源，或是探索新的根源。

我很想說，人類是社會性的動物，不過，更準確的說法，應該是腸友才是真正有社會性、想要接觸新朋友與熟人的那一群。在遵循長壽悖論計畫的同時，也幫幫他們這個忙，我保證它們會盡可能地回報你。我在許多患者身上看到，「超級長輩」受到激勵走入人群，成為年輕一代的知識來源，實際上也成為家庭或社區的支柱。歸根究柢，如果無法與你愛的人一起，長壽健康的生活又有何意義？人與人之間的聯繫，似乎真的能讓人好好地變老，更別說它能讓人保持活力，也能確保你一天出去遛兩次狗了！

Chapter 11 膳食補充劑建議

「膳食補充劑」的意義

許多人始終對膳食補充劑有所誤解，依然相信世界上存在著一種超級膳食補充劑；換言之，就是認為有一種或多種膳食補充劑，能夠以某種方式糾正他們對典型西方飲食的持續性依賴，並將所有的健康問題神奇地逆轉，治癒他們的身體。此外，如果你在網際網路上瀏覽一下，就會發現有許多荒唐的說法，表示服用某一種特定的膳食補充劑，就能讓你長命百歲之類的。我可以向你保證，這都是胡說八道，我之所以這麼說，是因為過去十八年中，我在病人的血液檢查中看到太多次這樣的誤解。然而，如果你開始進行長壽悖論計畫，下面提到的許多膳食補充劑將能為你帶來可測量的好處。我曾在美國與國際會議中發表有關此類益處的研究。請記住，膳食補充劑名副其實就是補充劑，它們能增強長壽悖論計畫的效果，但並不是捷徑。

我有幾個在長壽研究的同事，都會服用二甲雙胍類處方藥物（參考第五一頁），有些會談到器官移植抗排斥藥物「雷帕黴素」（Rapamycin，又稱「西羅莫司」），甚至可能私底下服用它，因為雷帕黴素對哺乳動物的mTOR有直接的抑制效果。我兩者都沒有食用，因為我更喜歡在本書闡明的自然方法，用其他天然的膳食補充劑來模仿這些藥物的功能。我在這裡做一項免責聲明：我擁有並經營自己的公司，是專賣天然膳食補充劑的GundryMD，不過我絕對不是要建議你購買我的產品。我為GundryMD.com研發的配方，是將我最喜歡的營養成分結合在一起，不過我也會分享自己喜歡的其他品牌，以及膳食補充劑的劑量。如此一來，你就可以在網路上或健康食品店裡找到最適合自己與預算的產品。

我過去常告訴病人，膳食補充劑會製造出昂貴的尿液。那是在我開始測量維生素、礦物質與植物化合物，如：多酚、類黃酮與其他植化素，對病人的炎症生物標記造成的影響之前。現在，我能夠根據這些測試，有效辨認出病人何時改變了膳食補充劑的攝取方式，甚至改變品牌的狀況。

我們的祖先過的是狩獵採集生活，他們每年隨著季節變換輪流食用的植物超過二百五十種。那些植物的根深入十八公尺深的有機土壤中，土壤裡充滿細菌與真菌，能在植物的塊莖、葉、花與果實中，製造出驚人的礦物質與植物性化合物組合。我們祖先殺死動物後食用的肉和脂肪，也都含有這些植物性化合物，因為這些動物同樣也以這些植物為食。

就拿你吃有機食品來說好了，你按季節變換前去農夫市場（Local farmers' market）採購，並吃著不同的蔬果；享用的是野生的海鮮；有限度地攝取放山雞的肉與雞蛋，也限制了草飼動物肉類的攝取；同時撒在食物上的也是有A2酪蛋白的熟成牛奶起司，以及山羊起司和綿羊起司。你吃用壓力鍋烹煮的小扁豆；你會把菇類搭配任何東西享用。你會跳過幾餐不吃，每週都有一個洗腦夜。這還不夠嗎？我有許多患者是忠實的有機食品擁護者，他們的檢測顯示，在我們的社會，不服用膳食補充劑並無法獲得你需要的所有營養。不幸的是（或者幸運的是），你並不是活在一九四〇年代的沖繩、基塔瓦島或是希臘某個偏遠的小島上。

所以，以下這些是我建議你考慮的膳食補充劑。前兩者（維生素D_3和B群）對每個人來說都是必不可少的。

維生素D_3

大多數美國人的維生素D_3含量都很低。我有大約80％的患者在初診時，都有維生素D缺乏的情形，其中有自體免疫疾病與凝集素不耐的患者，更是100％。我對於一些自體免疫疾病患者需要補充多少維生素D，才能讓濃度達到我認為正常的數值感到震驚。我對於維生素D的標準是血清25-羥基維生素D（25-hydroxyvitamin D，是人體循環中最主要的維生素D）應達七十至一百二十ng/ml。

由於我每三個月會測量一次維生素D濃度，可以很積極地進行替換。但，如果你剛開始進行這個計畫，請你每天服用五千 IU的維生素D。對於自體免疫疾病患者，請從每天一萬IU 開始。在過去十八年間，我從來沒有看過維生素D中毒的案例。事實上，我懷疑這種狀況根本不存在。

維生素B群（尤其是活性葉酸與甲鈷胺）

許多維生素B都是由腸道細菌製造；因此，如果你的腸道雨林受到破壞，你可能會缺乏活性葉酸與甲鈷胺（Methylcobalamin，維生素B_{12}的活性形式，有時候稱為「甲基B_{12}」）。此外，超過半數的世界人口擁有一個或多個亞甲基四氫葉酸還原酶（methylenetetrahydrofolate reductase，簡稱MTHFR）基因突變（有可能是兩個最常見基因的單突變或雙突變），這會限制他們製造這兩種維生素活性形式的能力。

包括我在內的很多人，都把MTHFR突變稱為「Mother F'er」基因。好消息是，每天吞下一錠一千毫克的活性葉酸，再加上一千至五千毫克的甲基B_{12}舌下錠，就能夠對抗這個基因突變。由於你帶有一個或多個單突變或雙突變的機率約有50%，我認為服用活性葉酸與甲基B_{12}以防萬一，絕對是值得的。雖然這些突變並不會傷害你。但，如果你是少數擁有一個或兩個雙突變的人，你可能會注意到自己很容易激動，反過來也很容易抑鬱。

為什麼要服用這些維生素B補充劑？簡單來說，它們會為你血液中一種稱為同半胱胺酸（Homocysteine）的胺基酸貢獻一個甲基（Methyl group），並將它轉化為無害物質。同半胱胺酸濃度過高會造成血管內壁損傷，這種損傷與膽固醇指數升高造成的損傷相當。甲基也負責打開或關閉基因開關。這些維生素B補充劑幾乎總是能將同半胱胺酸降到正常範圍內。

七大補充劑（G7）

多年前，當《胖・老・病的殺手飲食》（Dr. Gundry's Diet Revolutions；柿子文化出版）初版時，我被要求列舉出每個人都應該補充、且最重要的七種膳食補充劑，以幫助保持健康。我們借了七大工業國組織的簡稱，將它們稱為「G7」，這也是我的姓的首字母。我們在《植物的逆襲》將它縮短為G6，不過我在此為了長壽又加了一個進去。新的G7名單如下：

多酚類

你飲食中欠缺最重要的一項化合物，也許是稱為「多酚」的植物性化合物。植物製造這些化合物，並將它們濃縮在果實與葉子中，藉此抵抗昆蟲並保護曬傷（是的，果實會被曬傷），因此多酚被人類腸道細菌代謝以後，能夠帶來許多好處。在此提供一個冷知識：秋季的美麗色彩其實就是多酚的顏色。多酚一直都存在，只是平時會被深綠色的葉綠素隱藏起來。另一個有趣事實是：植物的葉子通常比果實含有更多的多酚。舉例來說，橄欖樹與蘋果樹的樹葉比橄欖或蘋果含有更多多酚，這是橄欖葉萃取物比橄欖油更能帶來好處的原因之一。這些好處包括：阻止肉鹼（Carnitine，又稱「卡尼丁」）與膽鹼這兩種動物性蛋白質，形成會導致動脈粥狀硬化的氧化三甲胺（TMAO），並積極擴張血管。這些化合物非常重要，所以我自己配製了一種綜合補充劑，將之命名為「Vital Reds」。這個產品含有三十四種不同的多酚，以及我最喜歡的益生菌，一種凝結芽孢桿菌（BC30）的孢子，為粉末形式，易溶於水。

儘管如此，我所有病人都知道，我甚至不在診間銷售自己的產品，而是會指出其他替代的多酚來源。我最喜歡的一些多酚補充劑，包括：葡萄籽萃取物、松樹皮萃取物（坊間有時稱為「碧蘿芷」），以及白藜蘆醇（紅酒中的多酚）。你可以在好市多、Trader Joe's、Whole Foods與網路上找到此類補充劑。我建議的劑量是每天服用葡萄籽萃取物與白藜蘆醇各一百毫克，以及二十五至一百毫克松樹皮萃取物。其他補充劑如：綠茶萃取物、小蘗鹼（Berberine）、可可粉、肉桂、桑椹與石榴，許多都是「Vital Reds」的成分，不過也可以單獨服用。

在我看來，市面上最好的白藜蘆醇產品是「Longevinex」，我至少已經服用了十一年。我和這家公司沒有關係，不過確實對該公司的研究印象深刻。白藜蘆醇與其他像是槲皮素（存在於紅酒中）之類的小分子，都負責長壽基因SIRT1的活化，而這種基因會反過來抑制哺乳動物mTOR。你可以在 www.longevinex.com 找到這個產品。

綠色蔬菜的植化素

毫無疑問，你吃下的綠色蔬菜永遠都無法滿足腸友，當你開始進行長壽悖論計畫以後，你很快就會親身體驗這個事實，發現自己對綠色蔬菜的渴望加倍增長。綠色蔬菜的另一個好處，在於它們會抑制你對有害物質的胃口，這些有害物質會危害到腸友。例如研究顯示，菠菜的植化素（植物化合物）會大幅度降低你對單醣與脂肪的渴望，這也是我在這本書的飲食計畫中，通常用綠色果昔作為早餐的緣故。

市面上有許多蔬果粉都有菠菜的成分，不過我還是要針對這些植化素粉提出警告：我至今無法找到任何一種不含小麥草、大麥草或燕麥草的產品，而穀物和禾草科植物的凝集素是你最不應該吞下的東西。我設計了自己的蔬果粉配方，將之稱為「Primal Plants」，結合了菠菜萃取物與其他十一種超級蔬菜，尤其含有二吲哚甲烷（Diindolylmethane，簡稱DIM），一種微量存在綠花椰中的絕佳免疫刺激化合物。我的配方也包含：改性柑橘果膠與低聚半乳糖，它們都是饑餓抑制劑，也是腸道細菌刺激劑。

不過，即使不使用這個產品，你還是可以從其他地方獲得這些好處。市面上有劑量五百毫克的菠菜萃取物膠囊，我建議你每天吃二顆。二吲哚甲烷也有膠囊，通常的劑量是每天一百毫克。改性柑橘果膠則有粉末或五百毫克膠囊的形式，每天吃二粒或一勺。我的研究顯示，改性柑橘果膠可以降低腸道壞菌數量，增加好菌數量，藉此降低半乳醣凝集素3（galectin-3）的數值。半乳醣凝集素3是心肌壓力與腎臟疾病的關鍵指標。

益菌生

進入你腸道的物質，有著非常混亂的名稱。益生菌是生活在你體內與體表的細菌，益菌生是益生菌為了生存、生長，而需要食用的化合物。事實證明，許多用於治療便祕的化合物，例如：洋車前子粉（Psyllium powder）或洋車前子殼（Lusks），功能並不是刺激腸道的輕瀉藥，而是提供給腸道細菌的食物；這些化合物可以讓腸道細菌生長繁殖，藉此增加排便。更有趣的是，你的腸道壞菌吃不了洋車前子粉與其他纖維，因此益菌生可以給腸道好菌提供營養，讓壞菌挨餓。

菊糖是最好的一種益菌生。我設計了一種很實際的方法，讓這些益菌生纖維能夠進入你的身體，並將這種產品稱為「Prebio-Thrive」。它結合了五種益菌生，包括：果寡糖與低聚半乳糖在內，產品為粉末狀，只要每天拌水服用即可。另一個攝取益菌生的方法是服用洋車前子粉。從每天一小匙開始，慢慢加到每天一大匙。你也可以考慮在網路上訂購低聚半乳糖，我個人喜歡Bimuno這個品牌。每天服用一包或一勺，然後每天再加一小匙菊糖粉。

凝集素阻斷劑

儘管我們盡了最大的努力，有時難免會遇到必須或不小心吃進大量凝集素的時候。好消息是，市面上有許多有用的凝集素吸收化合物。我在職業生涯早期設計了一個配方，幫助自己面對這樣的狀況。在許多患者的要求下，這個配方已以「Lectin Shield」的名稱上市；它結合了九種能吸收或阻斷凝集素的成分，避免凝集素到達你的腸壁。你只要在餐前服用兩顆膠囊即可。

或者，你可以服用葡萄糖胺與二甲基碸（Methylsulfonylmethane，簡稱MSM）錠劑，這兩種成分也可以阻斷凝集素。「Osteo Bi-Flex」與益節（Move Free）之類的產品可以在好市多與其他大型零售商處購得。你也可以考慮服用D-甘露醣，這個成分也在我的「Lectin

Shield」裡面，每天服用兩次五百毫克劑量，特別是容易有尿道感染的人。D-甘露醣是蔓越梅的活性成分，不過，單是飲用蔓越梅果汁並無法獲得同樣的好處，因為D-甘露醣在蔓越梅裡的含量非常小。

抗糖

講到糖；就如你所知，我們周圍充滿了糖——不只是我們最熟悉的形式，還有高果糖玉米糖漿與任何能夠迅速分解成糖的簡單碳水化合物，其中包括你最喜歡的水果。這些年來一直讓我印象深刻的是，只要添加幾種簡單的膳食補充劑，就能在遵照醫囑的病人身上，看到血糖與糖化血色素指數的大幅度改變。你應該還記得類胰島素生長因子，主要受到糖與動物性蛋白質影響，因此能吸收並處理到的糖越少越好。我去年配製了「Glucose Defense」這個產品，它結合了鉻、鋅、硒、肉桂樹皮萃取物、小蘗鹼、薑黃萃取物與黑胡椒萃取物。（黑胡椒萃取物能提高薑黃的吸收力——吃薑黃的同時務必也同時吃下黑胡椒。大部分高品質薑黃補充劑都含有這兩種香料。）你可以一天服用二次補充劑，每次二粒，以獲得這些成分能帶來的所有益處。

你也可以去好市多購買一種名叫「CinSulin」的產品，它結合了鉻和肉桂。每天吃二粒膠囊。將這個產品搭配每天一次三十毫克的鋅與一百五十毫克的硒，每天兩次二百五十毫克的小蘗鹼，以及每天一次二百毫克的薑黃萃取物。

好市多也有另一種Youtheory公司生產的優質薑黃補充劑。每天的劑量是兩顆。由於薑黃的吸收率很低，只有少數會進入你的血液。這真的很可惜，因為薑黃中的活性成分薑黃素是少數能夠通過血腦屏障進入大腦的抗氧化劑。正因為如此，我才有了「Biomax Curcumin」這個產品，它能以不同的機制被人體吸收，進而達到更高的血液濃度；我目前每天服用兩粒。

薑黃素與小蘗鹼都被證實，會作用在肝臟中PCSK9基因的表現上（小蘗鹼有時又被稱為俄勒岡葡萄根，別與葡萄籽萃取物這種多酚給弄混了）。如果這聽起來很熟悉的話，新的注射型降膽固醇藥物瑞百安（Repatha）就是以同樣的機制起作用的（不過每個月注射瑞百安的花費約在一千美元之譜）。再次強調，小蘗鹼和薑黃素補充劑都很容易取得。

長鏈ω3脂肪酸

十二年來，我一直都在測量病人體內與紅血球結合的ω3脂肪酸含量，而我所看到的讓我感到害怕。大部分人都嚴重缺乏ω3脂肪酸，尤其是EPA與更重要的DHA。事實上，在我執業以來，只有那些每天吃沙丁魚或鯡魚的人，才能在不吃膳食補充劑的狀況下，還能擁有足夠的這類補腦脂肪。為什麼要擔心？因為大腦大約有60%是脂肪組成，換言之，當你想用「肥頭肥腦」來稱呼別人時，你的確道出了真相！大腦中一半的脂肪是DHA，另一半是AA，而蛋黃與貝類是AA的重要來源。研究顯示，血液中ω3脂肪酸最高的人比最低的人，有更好的記憶力與更大的大腦。如果這還不夠有說服力，請記住，魚油有助於修復腸壁，防止那些討厭的脂多醣穿過你的腸道邊界。

我建議選擇以分子蒸餾技術製作的魚油。我對義大利南部小漁村阿恰羅利的長壽數據印象深刻，那裡的飲食有大量的鯷魚與迷迭香，所以我用DHA與迷迭香萃取物配製出我的ω3脂肪酸補充劑，將它稱為「Omega Advanced」。

服用魚油時，試著採用每天一千毫克DHA的劑量。你在瓶子背面可以找到每次使用劑量，有時可能是以膠囊數計算，若是液體則是以小匙計；請看清楚「成分」欄裡每粒膠囊或每小匙的DHA含量，並計算出攝取一千毫克以上的DHA，需要多少膠囊或幾小匙。

市面上有好幾個不錯的全國性品牌。我目前推薦的是自然之寶（Nature's Bounty）的一千四百毫克膠囊，可以在好市多購得；OmegaVia公司的DHA 600是容易吞嚥的小膠囊；卡爾森公司（Carlson）的「Elite Gems」可以直接吞嚥或咀嚼，該公司還有另一種優質的檸檬味魚肝油。每天吃一大匙，讓血液與大腦中的DHA能達到適當的數值。我前面提過吃純素的讀者可以採用優質的藻源DHA，這類產品目前在市面上很容易取得，你只要確保每天攝取相當於一千毫克的DHA即可。

粒線體增強劑

我在書中提到過幾種化合物，都是在保護與刺激粒線體方面，值得考慮的營養補充品。舉幾個例子：乙醯半胱胺酸（NAC），劑量五百毫克；絞股藍萃取物，劑量四百五十毫克；喜來芝（Shilajit），劑量三百毫克；穀胱甘肽（L-glutathione）或穀胱甘肽還原型，劑量一百五十毫克；保哥果（PauD'arco），劑量五十毫克；吡咯喹啉醌（PQQ），劑量二十毫克；以及輔酶I還原態（NADH），劑量十毫克。請隨意將上述劑量加入你的養生計畫中。

講到NADH，還有幾種化合物可能可以提高輔酶I（NAD+）的氧化濃度；其中一種是煙醯胺核糖（Nicotinamide riboside，簡稱NR），已獲得專利並以「TRU Niagen」的名稱上市；最近的一項人體研究顯示，每天一千毫克的劑量，可以提高單核細胞的NAD+濃度。此外，另有一種補充劑目前尚未以合理價格用於臨床——煙醯胺單核苷酸（Nicotinamide mononucleotide，簡稱NMN），我在哈佛醫學院與麻省理工學院的好友，也是長壽研究的同儕大衛．辛克萊（David Sinclair）已證實，在小鼠實驗中，NMN比NR更有效。如果要考慮到花費，那麼事實上，簡單且便宜的煙鹼醯胺（Niacinamide）可能也有同樣的效果。為什麼要提高NAD+的濃度？這是為了活化SIRT1基因，進而抑制哺乳動物的mTOR。抑制哺乳動物mTOR，可以讓你活得更長、活得更健康。不過，請記住，斷食也有同樣的效果，而且斷食不只是免費，實際上還可以省錢，因為你不用花錢買食物！

快速減重或斷食期間的營養補充劑

雖然包括我和間歇性斷食專家傑森．馮（Jason Fung）在內的其他同事，都是間歇性斷食、限時進食法與清水斷食的支持者。不過，羅伊．沃爾福德（Roy Walford）博士有關斷食過程中，脂肪釋出重金屬與其他毒素的開創性研究，也非常重要卻很少受到關注。我們將重金屬與其他有機毒素，例如：多氯聯苯和戴奧辛儲存在脂肪細胞中，這些物質在脂肪細胞中能保持惰性，不會造成過大的傷害，這也是旗魚體內含有大量汞，卻能四處遊動毫不受到影響的原因。然而，在失敗的「生物圈二號實驗」中，沃爾福德博士在快速減重過程中發現，他與其他成員血液中的重金屬與其他毒素濃度急速上升，而且在相當高的程度維持了一年，然後才恢復正常。這是因為我們的肝臟與腎臟的能力不佳，沒有足夠的第一階段與第二階段解毒路徑，來處理這些毒素；此外，許多毒素自肝臟被排到腸道中，在那裡又被重新吸收。

基於沃爾福德博士的發現，我建議每年減重不應超過二十公斤，每六個月不超過約十公斤，或是每三個月不超過約五公斤。不過，同樣重要的是，在斷食期間我建議補充奶薊、D-檸檬烯（D-limonene）、蒲公英、N-乙醯半胱胺酸（N-acetylcysteine）、活性碳與綠球藻。其中前四項的功能在於活化肝臟解毒路徑，後兩項的作用在於吸收從肝臟重新進入腸道的毒素與重金屬。

其他膳食補充劑

由於很多人都提出要求，所以我在這裡列出我目前服用的膳食補充劑。然而，這並不代表你就得照著做。此外，我經常根據新研究，或是自己及病人的實驗檢驗結果改變膳食補充劑。

以下是我的清單，順序並非以重要性排列。

α-GPC
螺旋藻錠劑
冬蟲夏草
維生素K_2
維生素D_3
黑籽油
南非醉茄
琉璃苣油
人參
大蒜精
維生素E
青芝
猴頭菇
白樺茸
雲芝
靈芝
ω7脂肪酸（沙棘油）

肉豆蔻
啤酒花萃取物
芹菜素
漆黃素
L-肌肽
褐藻
玻尿酸
輔酶Q_{10}還原型
迷迭香萃取物
鼠尾草萃取物
α-胡蘿蔔素
葉黃素
蘆丁與木犀草素複合物
朝鮮薊萃取物
槲皮素
紫檀蓍
維生素C（緩釋型）

甜菜鹼
柚苷
丁香
番紅花萃取物
芝麻木酚素
羥基羅漢松樹脂醇木酚素
石榴籽油
蒜硫胺素
苯磷硫胺
L-離胺酸
L-脯胺酸
黃體素
R-α-硫辛酸
81毫克阿斯匹靈腸溶錠
精胺
三果實
PQQ

L-穀胱甘肽
芥子酶活化的蘿蔔硫素硫配糖體（SGS）
瑞羅拉（Relora）
黑樹莓
辣木
丁酸
銀杏
咖啡果萃取物
二乙胺乙醇（DMAE）
活性維生素B_6（P-5-P）
活性維生素B_2（R-5-P）
生物素
矽至美（膠原蛋白、角蛋白與彈性蛋白）
綠球藻
桑椹萃取物
甘胺酸
絲蛋白複合物

緩釋型N-乙酰基-L-半胱胺酸
鋰
天門冬胺酸鉀鎂
葡甘露聚醣
葫蘆巴
百里香
卡姆果
煙醯胺核糖（NR）
煙醯胺單核苷酸（NMN）
蔓越梅籽油
歐芹膠囊

是的，這個清單很長，不過就如我說的，你並不需要全盤接受。剛開始時，我建議只要補充維生素D、維生素B群與七大膳食補充劑就好。然而，即使不服用任何膳食補充劑，只要按照長壽悖論計畫進行，一樣可以為你帶來很多好處。我迫不及待想要聽聽你們的實踐感言。

Chapter 12
養生食譜

你已經看到了食物清單與飲食計畫，希望你已經對長壽悖論計畫的食物類型，有相當的了解——各種豐富美味、能夠滋養腸道好菌，並趕走腸道壞菌的食物。我研發下面這些食譜，藉此支持你的身體與它的居民，讓它們能長壽健康。這也就表示這些食譜將包含大量的益菌生纖維、多酚、橄欖油、精胺，以及腸友最喜歡的其他食物。你可以盡情享用——該是為99％烹飪進食的時候了！

湯與沙拉

長壽韭蔥湯

這道湯品的韭蔥是富含多酚的長壽食材。更棒的是，這道湯非常適合五日斷食期。它有清爽的檸檬風味，更有豐富的肉豆蔻滋味，讓你整天都暖暖的。

食材｜4-6人份

- 2大匙特級冷壓初榨橄欖油
- 450公克韭蔥，清洗後切碎
- 2根芹菜，切丁
- 3瓣大蒜，切末
- 1大匙切碎的新鮮百里香
- 1顆檸檬的檸檬皮
- 1顆白花椰，切成5公分小朵
- 1/2小匙現磨肉豆蔻
- 1小匙細海鹽，可按個人喜好調整
- 2小匙粗磨黑胡椒
- 1片月桂葉
- 切碎的細香蔥，裝飾用

作法

1 取一只大湯鍋，倒入橄欖油以中大火加熱。加入韭蔥、芹菜、大蒜、百里香、檸檬皮與白花椰，以及肉豆蔻、海鹽與胡椒，以中火翻炒，不時翻拌至韭蔥開始軟化。

2 加入高湯與月桂葉，蓋上鍋蓋烹煮25~35分鐘，煮到白花椰變得非常軟。

3 用手持式攪拌棒將所有食材打成泥狀，或是放入果汁機攪打至滑順（分批處理以免果汁機滿出來）。

4 打成泥後放回爐上繼續烹煮10~15分鐘。品嘗後，按需求修正調味品用量。

5 盛盤上桌時撒上細香蔥裝飾。

香菇小扁豆味噌湯

天冷的時候，沒有什麼能比得上滋味豐富且帶有土味的豆子湯了，而且這一道湯品充滿了多胺與其他抗老化合物，更沒有凝集素！

食材｜4-6人份

- 2大匙特級冷壓初榨橄欖油
- 1顆大紅蔥，切碎
- 3瓣大蒜，切末
- 1杯切薄片的新鮮香菇
- 1又1/2大匙新鮮百里香，切末
- 1大匙新鮮迷迭香，切末
- 3大匙紅味噌醬
- 6杯帕瑪森起司邊高湯（參考第294頁）或香菇高湯
- 1又1/2杯用壓力鍋烹煮的小扁豆（可使用Eden牌罐裝小扁豆）
- 1杯去莖切絲的羽衣甘藍
- 椰子胺基酸豉油（Coconut aminos），按個人喜好添加

作法

1 取一只大湯鍋，倒入橄欖油以中大火加熱。加入紅蔥與大蒜爆香，約3分鐘，頻繁翻炒至紅蔥變軟、蒜香飄出。

2 將爐火調成中火，加入香菇、百里香與迷迭香。繼續烹煮3~4分鐘，頻繁翻拌至香菇變軟。

3 加入味噌繼續烹煮，不斷攪拌至味噌與蔬菜均勻混合。

4 倒入高湯與小扁豆，蓋上鍋蓋烹煮20~30分鐘。

5 加入羽衣甘藍，開蓋繼續烹煮20分鐘，直到羽衣甘藍變軟、湯汁稍微變濃稠。

6 每次加入少許椰子胺基酸豉油，調整到自己喜歡的味道，便可盛盤上桌。

白花椰帕瑪森起司濃湯

這道湯品最適合用帕瑪森起司邊高湯來烹調，這個高湯非常能突顯出白花椰的風味。如果你喜歡韭蔥馬鈴薯湯或巧達濃湯，這道湯可能很合你的胃口。此外，它也富含十字花科的白花椰與促進大腦功能的橄欖油。

食材｜6人份

- 3大匙特級冷壓初榨橄欖油
- 1個甜洋蔥，切末
- 2根芹菜，切丁
- 3瓣大蒜，切末
- 2顆大白花椰，切成5公分小朵
- 1/2小匙現磨肉豆蔻
- 1小匙細海鹽，用量可按個人喜好調整
- 2小匙粗磨黑胡椒
- 1大匙白味噌
- 7杯香菇高湯或帕瑪森起司邊高湯
- 2杯椰奶
- 1/4杯磨碎的帕瑪森起司或營養酵母
- 1片月桂葉
- 切碎的細香蔥或百里香，裝飾用

作法

1 取一只大湯鍋，倒入橄欖油以中大火加熱。加入洋蔥、芹菜、大蒜與白花椰，以及肉豆蔻、海鹽與胡椒，以中火翻炒，頻繁翻拌，直到洋蔥開始變軟。

2 加入白味噌繼續烹煮至均勻混合。

3 倒入高湯與椰奶，加入帕瑪森起司與月桂葉，蓋上鍋蓋烹煮35~40分鐘，煮到白花椰變得非常軟。

4 用手持式攪拌棒打成泥狀，或是放入果汁機攪打至滑順（分批處理以免果汁機滿出來）。

5 打成泥後放回爐上繼續烹煮10~5分鐘。如果太過濃稠，可加入少許清水稀釋。

6 品嘗並按需求修正調味品用量。

7 盛盤時，以切碎的香草和磨碎的帕瑪森起司裝飾。

苦味沙拉佐核桃起司醬

我總說，越苦對身體越好。你最喜歡的腸友嗜黏液艾克曼菌，就非常喜歡這些帶苦味的綠色蔬菜！但是，如果你不喜歡太苦的東西，卻還是想要從苦味食物中獲得好處，也不用擔心。這款沙拉醬的脂肪與蔓越莓的甜度會美妙地平衡蔬菜的苦味。

食材｜2人份

起司醬：

- 1/4杯弄碎的熟成藍起司（最好是法國產或義大利產）
- 1/4杯紅酒醋
- 1/4杯特級冷壓初榨橄欖油
- 1/2杯烘烤過的核桃
- 1/2顆檸檬的檸檬汁

沙拉：

- 2杯羽衣甘藍絲
- 1杯切絲或切碎的苦苣或紅萵苣
- 1/4杯切末的新鮮蒔蘿
- 1/4杯切末的新鮮巴西利
- 1顆酪梨，切成大塊
- 1/4杯未加糖的蔓越莓乾

作法

起司醬：

1 將所有材料放入果汁機或食物調理機內。

2 用瞬轉功能打到滑順，若有必要可加入清水稀釋。

3 打到田園沙拉醬或藍起司沙拉醬的質地。

沙拉：

1 將羽衣甘藍、苦苣、蒔蘿與巴西利放入大碗中混合。

2 加入一半的起司醬，翻拌至所有蔬菜都均勻沾上醬汁。

3 將酪梨與蔓越莓放在沙拉上，隨著剩餘起司醬一起上桌。

芝麻菜沙拉佐大麻豆腐、無穀天貝或白花椰排佐檸檬油醋醬

這是另一道非常適合五日斷食期的菜餚，它容易製作，方便帶出門午餐，而在漫長的一天結束以後，也能輕鬆做出晚餐。

食材｜1人份

天貝：

- 1大匙酪梨油
- 4塊無穀天貝，切成 1公分厚的長條
- 1大匙現榨檸檬汁
- 1/4小匙海鹽，最好是「加碘鹽」

醬汁：

- 2大匙特級冷壓初榨橄欖油
- 1大匙現榨檸檬汁
- 1撮海鹽，最好是「加碘鹽」

沙拉：

- 1/2杯芝麻菜
- 1/2顆檸檬的檸檬皮（自行選用）

作法

烹調天貝：

1 小平底鍋倒入酪梨油以中火加熱。

2 將天貝條放入油鍋中，撒上檸檬汁與海鹽。

3 煎約2分鐘，然後翻面繼續煎2分鐘，將天貝煎至熟透。起鍋備用。

製作醬汁：

1 將所有醬汁材料放入有密合瓶蓋的玻璃瓶裡（若製作2份則可將醬汁材料加倍）。

2 蓋上瓶蓋，搖晃至混合均勻。

製作沙拉：

將芝麻菜與醬汁拌勻，再放上大麻豆腐、天貝或白花椰排，按個人喜好撒上檸檬皮。

你可以用大麻豆腐或白花椰排代替天貝。（白花椰排是厚度2公分的白花椰厚片，用酪梨油在大火上煎封至兩面呈金棕色。）

其他素食版本：
用適當的Quorn公司產品，如：嫩雞、絞肉、烤火雞、雞排等代替天貝、大麻豆腐或白花椰。（這些產品含有少量蛋白，因此並非百分百不含動物性蛋白質。）

蘿蔓沙拉佐酪梨芫荽青醬與無穀天貝

這道讓人滿足的沙拉能讓你在五日斷食期保持飽足與活力。為了節省時間，可提前製作芫荽青醬，放在有蓋玻璃容器中，以冰箱冷藏保存至多三天。你也可以用羅勒或巴西利代替芫荽。

食材｜1人份

天貝：

- 1大匙酪梨油
- 4塊無穀天貝，切成 1公分厚的長條
- 1大匙現榨檸檬汁
- 1/4小匙海鹽，最好是「加碘鹽」

青醬：

- 2杯切碎的芫荽（可以用義大利香芹代替）
- 1/4杯特級冷壓初榨橄欖油
- 2大匙現榨檸檬汁
- 1/4小匙海鹽，最好是「加碘鹽」

醬汁：

- 1/2顆酪梨，切丁
- 2大匙現榨檸檬汁
- 2大匙特級冷壓初榨橄欖油
- 1撮海鹽，最好是「加碘鹽」

沙拉：

- 1又1/2杯切碎的蘿蔓萵苣

你可以用大麻豆腐或白花椰排代替天貝。

作法

烹調天貝：

1 取一只小平底鍋，倒入酪梨油以中火加熱。

2 將天貝條放入熱油鍋中，撒上檸檬汁與海鹽。

3 天貝條煎約2分鐘，再翻面繼續煎2分鐘，將天貝煎到熟透；備用。

製作青醬：

將所有青醬材料放入高速攪拌機，高速攪打至滑順。

製作醬汁：

1 將酪梨與1大匙檸檬汁拌勻，靜置備用。

2 將剩餘的檸檬汁、橄欖油與海鹽放入有密合瓶蓋的玻璃瓶裡（若製作2份則可將醬汁材料加倍）。

3 蓋上瓶蓋，搖晃至混合均勻。

製作沙拉：

1 將蘿蔓萵苣與醬汁拌勻。

2 把酪梨與天貝放在蘿蔓萵苣上，然後放上青醬。

大麻豆腐芝麻菜酪梨海苔捲佐芫荽沾醬

海苔是被壓扁做成方形或條狀的海藻。在這道菜中，海苔完美地取代了薄餅。這道海苔捲可用於五日斷食期。

食材｜1人份

餡料：

- 1大匙酪梨油
- 100克大麻豆腐，切成 1公分厚的長條
- 2大匙現榨檸檬汁
- 1/4小匙海鹽，最好是「加碘鹽」，用量可按個人喜好調整
- 1/2顆酪梨，切丁

沾醬：

- 2杯切碎的新鮮芫荽
- 1/4杯特級冷壓初榨橄欖油
- 2大匙現榨檸檬汁
- 1/4小匙海鹽，最好是「加碘鹽」

海苔捲：

- 1杯芝麻菜
- 1片包壽司用的海苔
- 4顆綠橄欖，去籽後切半
- 海鹽，用量按個人喜好

大部分超市的亞洲食材區都可以找到壽司捲簾，這種工具可以幫你將海苔捲緊。

作法

製作餡料：

1 取一只小平底鍋，倒入酪梨油以中火加熱。

2 將大麻豆腐放入熱油鍋中，撒上檸檬汁與海鹽。煎大麻豆腐條約2分鐘，然後翻面繼續煎2分鐘。煎到熟透，起鍋備用。

3 將酪梨與剩餘的1大匙檸檬汁拌勻，並以適量海鹽調味；備用。

製作沾醬：

將所有沾醬材料放入高速攪拌機，高速攪打至滑順。

製作捲餅：

將芝麻菜平鋪在海苔的下半部，在上面放上餡料與橄欖，並按個人喜好撒上海鹽。慢慢捲緊，在海苔末端沾上少許清水，讓海苔黏起來。切成兩半，搭配芫荽沾醬享用。

純素版本：用無穀天貝或白花椰排，代替大麻豆腐。或以適當的Quorn公司產品，如：嫩雞、絞肉、烤火雞、雞排等代替天貝、大麻豆腐或白花椰。

蘿蔓萵苣葉盛酪梨醬

我建議你採用哈斯酪梨來製作酪梨醬（和其他食譜）。哈斯酪梨的表皮粗糙，呈黑色或深綠色，它比體積較大、表皮光滑的佛羅里達品種含有更高的單元不飽和脂肪，佛羅里達品種則是水分含量較高。

食材｜1人份

- 1/2顆酪梨
- 1大匙切碎的紅洋蔥
- 1小匙切碎的新鮮芫荽
- 1大匙現榨檸檬汁
- 1撮海鹽，最好是「加碘鹽」
- 4大片蘿蔓萵苣，洗淨拍乾

作法

1 將酪梨、洋蔥、芫荽、檸檬汁與海鹽放入一只碗中，用叉子將酪梨壓成泥並混合均勻。

2 上菜時，將等量酪梨醬放在每一片萵苣葉上。

檸香球芽甘藍、羽衣甘藍與洋蔥佐捲心菜排

製備這道營養豐富的蔬食菜餚時，你可以使用任何一種羽衣甘藍。除非使用的是嫩羽衣甘藍，否則在將羽衣甘藍切碎之前，應先去莖。

食材｜1人份

- 1大匙酪梨油
- 1塊厚2.5公分的紫甘藍厚片
- 1/4小匙加1小撮海鹽，最好是「加碘鹽」
- 1/2顆紅洋蔥，切細絲
- 1杯球芽甘藍，切薄片
- 1又1/2杯切碎的羽衣甘藍
- 1大匙現榨檸檬汁
- 特級冷壓初榨橄欖油

作法

1 取一只平底鍋，以大火加熱。待鍋熱以後加入1大匙酪梨油。

2 將爐火轉成中火，煎熟紫甘藍厚片，把一面煎成金棕色，約需要3分鐘，然後將紫甘藍翻面繼續煎。

3 以1撮海鹽調味，然後將紫甘藍移到盤子上並蓋起來保溫。用紙巾將平底鍋擦乾淨，再放回爐上。

4 將2大匙酪梨油倒入平底鍋中，以中火加熱。

5 將洋蔥與球芽甘藍放入鍋中翻炒至軟，約需要3分鐘。加入剩餘的1大匙酪梨油、羽衣甘藍與檸檬汁，繼續翻炒約3分鐘，直到羽衣甘藍軟化。以 1/4小匙海鹽調味。

6 上菜時，將炒過的蔬菜放在紫甘藍排上。可按個人喜好淋上少許橄欖油。

炒甘藍佐無穀天貝與酪梨

這道美味菜餚可以代替穀物雜燴，運用上非常有彈性。如果在五日斷食期使用這道菜餚，請用青江菜或大白菜代替甘藍。

食材｜1人份

- 1/2顆酪梨，切丁
- 3大匙現榨檸檬汁
- 4撮海鹽，最好是「加碘鹽」
- 3大匙酪梨油
- 1又1/2杯綠甘藍絲
- 1/2顆紅洋蔥，切細絲
- 100克無穀天貝

作法

1 將酪梨與1大匙檸檬汁拌勻，並以1撮海鹽調味。靜置備用。

2 取一只平底鍋，以中火加熱。待鍋熱以後加入2大匙酪梨油，放入甘藍與洋蔥翻炒至軟，約需要10分鐘，過程中不時翻拌。

3 以2撮海鹽調味，用漏勺將蔬菜撈出，靜置備用。

4 將剩餘1大匙酪梨油倒入鍋中，爐火轉大火，再倒入剩餘2大匙檸檬汁與天貝。煎煮天貝，經過3分鐘後翻面，將天貝煮透，總共需要約6分鐘。以剩餘的1撮海鹽調味。

5 盛盤時，將天貝和酪梨放在炒洋蔥甘藍上面。

純素版本：用大麻豆腐或白花椰排代替無穀天貝或以適當的Quorn公司產品，如：嫩雞、絞肉、烤火雞、雞排等，代替天貝、大麻豆腐或白花椰。

烤綠花椰佐白花椰飯與炒洋蔥

我喜歡炒蔬菜！做白花椰飯時，請用最大孔徑的刨刀將白花椰刨成米粒大小。你也可以放入食物調理機，以瞬轉功能處理，但是小心別切太碎。如果使用食物調理機，應先將白花椰切塊。

食材｜1人份

- 1又1/2杯綠花椰
- 2又1/2大匙酪梨油
- 3撮海鹽，最好是「加碘鹽」
- 1/2顆中型白花椰，刨碎
- 1大匙現榨檸檬汁
- 1/4小匙咖哩粉
- 1/2顆紅洋蔥，切細絲

作法

1 烤箱預熱至攝氏190度。

2 將綠花椰放入耐熱玻璃烤盤，淋上1大匙酪梨油。放入烤箱烘烤15分鐘，期間不時翻拌，將綠花椰烤軟。以1撮海鹽調味。

3 將白花椰放入中型平底鍋，以1大匙酪梨油、檸檬汁、咖哩粉與1撮海鹽翻炒至軟，約需要3~5分鐘。小心不要炒過頭，將白花椰飯盛盤，再用紙巾把平底鍋擦乾淨。

4 重新將平底鍋以中火加熱。鍋熱以後，倒入剩餘 1/2大匙酪梨油，放入洋蔥絲炒軟，頻繁翻拌，約需要5分鐘。以1撮海鹽調味。

5 上桌時，將白花椰置於盤中，然後放上綠花椰與炒洋蔥。

綠芒果西洋梨沙拉

這道滋味濃烈卻也清爽的菜餚，靈感來自泰國餐廳的青芒果沙拉。青芒果是你腸友的最愛，包心菜有豐富的益菌生纖維。如果你喜歡吃辣，可以隨意加入去皮去籽的辣椒。

食材｜4人份

- 1/4杯魚露或椰子胺基酸豉油，或按個人喜好各使用一半
- 2顆萊姆的果汁與皮
- 1大匙未加糖的椰奶
- 2大匙芝麻油
- 1包甜菊糖或1大匙雪蓮果糖漿
- 1顆小紅洋蔥，切細絲
- 2顆大青芒果，去皮、去核後切絲
- 1杯包心菜絲
- 1顆大西洋梨，去皮、去核後切絲
- 1杯胡蘿蔔絲
- 1/4杯切碎的新鮮芫荽
- 1/4杯切碎的夏威夷豆

作法

1 取一只大碗，放入魚露、萊姆汁、萊姆皮、椰奶、芝麻油與甜菊糖混合均勻。

2 加入洋蔥、芒果、包心菜、西洋梨與胡蘿蔔後拌勻。

3 上菜前放上芫荽與夏威夷果。

菠菜沙拉佐小扁豆白花椰餡餅

這道沙拉有著清新的滋味，因為蔬菜裡混合了大量薄荷葉。上面的餡餅是滋味最豐富的麵包，帶有堅果味、口感滑膩還有點起司味，適合搭配任何沙拉，還富含益菌生纖維。

食材｜2人份

餡餅：

- 1杯壓力蒸煮的小扁豆
- 1杯白花椰米
- 1/4杯巴西利
- 1大匙中東芝麻醬
- 1/2小匙海鹽
- 1/4小匙黑胡椒
- 1/4小匙蒜粉
- 1/4小匙紅椒粉
- 1/4杯帕瑪森起司或營養酵母
- 1顆雞蛋
- 2大匙木薯粉，按需求調整用量
- 1/4杯特級冷壓初榨橄欖油

沙拉：

- 1/4杯巴薩米克醋
- 1/4杯特級冷壓初榨橄欖油
- 1大匙第戎芥末醬
- 1/4小匙海鹽
- 1/2杯新鮮薄荷葉，切末
- 6杯嫩菠菜，洗淨瀝乾
- 1杯現成的綠花椰絲沙拉

作法

製作餡餅：

1 將小扁豆、白花椰米與巴西利放入食物調理機，拌到混合均勻。

2 加入中東芝麻醬、海鹽、胡椒、蒜粉、紅椒粉、帕瑪森起司、雞蛋與2大匙木薯粉，繼續攪拌1分鐘，直到質地滑順。

3 用手指捏起少許混合物。若能維持形狀，不會太濕潤，就可以繼續下一步。如果太濕，可加入額外的木薯粉，每次加入1小匙，直到麵團成形。

4 混合物在一旁靜置的同時，取一只大型平底鍋，倒入橄欖油加熱。

5 等到油熱且在鍋中微微翻滾，便可將1大匙混合物放入熱油中。

6 每面煎3~4分鐘，然後放到紙巾上靜置，同時製作沙拉。

製作沙拉：

1 將醋、油、芥末、海鹽與薄荷放入一只大型沙拉碗。

2 拌入菠菜與綠花椰絲，翻拌均勻。

3 盛盤時將餡餅放在沙拉上，便可端上桌。

芝麻香菜絲沙拉

涼拌菜絲是夏季烤肉的絕佳配菜，而這道口感滑膩、滋味豐富的涼拌菜絲，是我的最愛之一。因為它不用蛋黃醬，也就不會有厚重且糊膩的口感。它使用的是帶有堅果味的中東芝麻醬和酪梨，用它們來營造滑膩的口感，大量檸檬汁則賦予它強烈的氣味。

食材｜4人份

- 1/4杯中東芝麻醬
- 1顆檸檬的檸檬汁
- 1瓣大蒜，拍碎
- 1大匙芝麻油
- 1大匙雪蓮果糖漿
- 1顆熟酪梨，壓成泥
- 1大匙椰子胺基酸豉油
- 1顆大紅洋蔥，切細絲
- 1小顆包心菜，切絲
- 1顆甜菜根，切絲
- 1根胡蘿蔔，切絲
- 1/4杯切碎的新鮮薄荷
- 1/4杯切碎的新鮮蒔蘿

作法

1 取一只大碗，放入中東芝麻醬、檸檬汁、大蒜、芝麻油與雪蓮果糖漿，攪打至滑順。

2 加入酪梨與椰子胺基酸豉油，繼續攪打成非常滑順、質地濃稠的醬汁狀，稠度相當於蛋黃醬。

3 將剩餘材料放入碗中，與醬汁翻拌均勻。

4 當成配菜端上桌，或是在上面放2個用高ω3脂肪酸雞蛋做成的煎蛋，做成完整的一餐。

主菜

烤綠花椰佐味噌核桃醬

喜歡綠花椰搭配切達起司的味道嗎？你可以試試這道含有大量益菌生纖維、具有意想不到滋味的變化版。這道配菜有著起司般的鹹香滋味，卻也帶有些許甜味，風味相當濃郁。

食材｜4人份

- 1/2杯核桃，至少泡水8小時
- 1/3杯紅味噌或白味噌
- 1大匙雪蓮果糖漿或當地產的蜂蜜
- 4大匙椰子胺基酸豉油
- 1/4杯芝麻油
- 2顆紅蔥，切薄片
- 5瓣大蒜，切薄片
- 5杯綠花椰

作法

1 烤箱預熱到攝氏200度。

2 將核桃瀝乾，再用紙巾拍乾。

3 食物調理機裝設S型鋼刀，放入核桃、味噌、雪蓮果糖漿、椰子胺基酸豉油與芝麻油。以瞬轉功能打成濃稠糊狀。

4 將糊狀物和紅蔥、大蒜與綠花椰一起放入大碗中翻拌，讓綠花椰表面沾附醬汁。

5 將綠花椰移入烤盤中，烘烤15分鐘；將綠花椰翻面，繼續烘烤至表面呈金棕色（再烤10~15分鐘）。

6 趁熱上菜，或是放涼至室溫享用。

地瓜麵疙瘩佐蘑菇奶醬

經典的地瓜、肉豆蔻與鼠尾草的風味組合，對我來說就是秋天的味道。不過，這並代表你不能一年四季享用這道滋味豐富的暖心菜，或者，至少你想要以健康的方式放縱自己時，也可以選擇這道菜餚。地瓜是優良的抗性澱粉來源，是可以幫助長壽健康的塊莖。

食材｜4人份

地瓜麵疙瘩：

- 450克去皮地瓜或山藥，切成大塊（約為1個大地瓜）
- 1顆高ω3脂肪酸雞蛋或蛋代用品，例如鮑伯紅磨坊（Bob's Red Mill）的代蛋粉
- 1又1/2杯木薯粉（不要用木薯澱粉代替）*
- 1/2小匙海鹽
- 1/2小匙現磨肉豆蔻

譯注：木薯粉不同於木薯澱粉，前者是將木薯根的白色部分乾燥後磨成粉，可代替麵粉，後者是加工後的製品，只含有木薯根的澱粉，將根磨碎清洗後製作成澱粉水，再將澱粉水蒸煮，殘留下來的白色粉末就是木薯澱粉。

作法

製作麵疙瘩：

1 將地瓜放在大鍋裡，倒入淹過地瓜的清水。煮沸後，將爐火轉成文火。蓋上鍋蓋烹煮15~20分鐘，或是煮到變軟。

2 鍋子離火後，放涼至室溫，再將地瓜取出瀝乾，移至一只大碗中，用搗碎器搗至滑順。

3 確保地瓜泥放涼後，將雞蛋、1杯木薯粉、海鹽與肉豆蔻，加入地瓜泥中混合。

4 用手將混合物揉成光滑的麵團，按需求加入剩餘的木薯粉，麵團不應沾手，也不應碎裂。

5 將一大鍋鹽水燒開。等待水沸騰的同時，將一塊塊麵團揉成與大拇指差不多粗細的長條狀，再切成大約大拇指第一指節的長度（2公分）。

醬汁：

- 1大匙椰子油或歐洲草飼奶油
- 340克菇類（香菇、波特菇、褐色蘑菇、秀珍菇或白蘑菇），切丁
- 1瓣大蒜，切末
- 1小匙新鮮百里香末
- 1又1/4杯未加糖的椰奶
- 1/2顆檸檬的汁與皮
- 1大匙新鮮巴西利末
- 1/4杯磨碎的帕瑪森起司或營養酵母
- 1/2小匙「加碘」海鹽，用量按個人喜好調整
- 1/2小匙現磨黑胡椒

如果你多做了麵疙瘩，沒打算全部用完，可以將多出來的麵疙瘩煮熟後平鋪在鋪了烘焙紙的烤盤上，放涼以後再放入冷凍庫。直接放在烤盤上進冷凍庫，等到變硬以後再移入夾鏈袋保存。

6 替麵疙瘩整形，你可以將小塊麵團放在叉子背面按壓，或是用大拇指在小塊麵團上壓出凹痕。

7 水沸騰以後，用漏勺將麵疙瘩一塊塊放入鍋中。當麵疙瘩浮上水面，便可用漏勺撈出，放到有蓋子的盤子裡保溫。

製作醬汁：

1 取一只大平底鍋，以中大火加熱椰子油或奶油。

2 將菇類放入鍋中烹煮3~5分鐘，或是煮到菇飄出香味且變軟，烹煮期間應經常類翻拌。

3 加入大蒜與百里香，繼續烹煮1分鐘，煮到大蒜變軟。

4 倒入椰奶，加入檸檬汁與檸檬皮，繼續烹煮至椰奶變稠，約需要8~10分鐘，烹煮期間應經常翻拌。

5 加入巴西利、帕瑪森起司、海鹽與胡椒。翻拌至起司融化，然後將麵疙瘩倒入醬汁中。

6 繼續烹煮2~3分鐘，便可盛盤。

核桃小扁豆素漢堡或肉丸

由於加入小扁豆和菇類的關係，這道素食漢堡嘗起來帶點肉味。此外，核桃為它添加了豐富的蛋白質與抗癌化合物，香草則帶來些許清新的口感。

食材｜4人份

- 1/2顆紅洋蔥，切大塊
- 1粒丁香
- 1/2杯核桃
- 1/2杯新鮮香菇或褐色蘑菇
- 3/4小匙孜然粉
- 3/4小匙甜紅椒粉
- 1/2小匙咖哩粉
- 1/2小匙黑胡椒
- 1/2小匙芥末粉
- 1/2小匙海鹽
- 2杯壓力鍋烹煮的小扁豆（可使用Eden牌罐裝小扁豆）
- 1顆高ω3脂肪酸雞蛋或1個純素蛋代用品
- 1大匙亞麻籽粉
- 1/4~1/2杯木薯粉

作法

1 烤箱預熱到攝氏170度。取一只烤盤，鋪上烘焙紙備用。

2 食物調理機裝設S型鋼刀，放入洋蔥、大蒜、核桃、菇類、巴西利、孜然、紅椒粉、咖哩粉、黑胡椒、芥末粉與海鹽，以瞬轉功能攪拌成滑順的糊狀物。

3 將混合物移到碗中，拌入小扁豆、雞蛋與亞麻籽粉，並用湯匙或刮刀將小扁豆壓碎。

4 加入2大匙木薯粉，讓混合物靜置5分鐘。用手指試試是否能做成一個不散開的球狀。慢慢加入木薯粉，直到成形為止。

5 用混合物做成4個素漢堡或是20個素肉丸，均勻放在烤盤上。

素漢堡：烘烤15~20分鐘，然後小心翻面，繼續烘烤10分鐘。

素肉丸：總共烘烤20分鐘，期間每5分鐘翻面一次。

6 盛盤時可放在萵苣上、搭配蒟蒻麵或蘑菇奶醬地瓜麵疙瘩（第278頁）。

蘑菇百里香燉天貝

我喜歡蘑菇燉牛肉，不過我最近不太吃肉，於是就有了這道燉天貝食譜。這道菜可搭配烤地瓜、白花椰飯或煮熟的小米，或是用來拌蒟蒻麵。

食材｜4人份

- 1/4杯特級冷壓初榨橄欖油
- 2包230克的天貝，每一塊切成8~10片
- 2顆大紅蔥或1顆小紅洋蔥，切末
- 4杯切片的褐色蘑菇或波特菇
- 2大匙新鮮百里香末
- 2瓣大蒜，切末
- 1/2杯不甜的紅酒（適合飲用的酒款）
- 1/4杯第戎芥末醬
- 2杯香菇高湯、帕瑪森起司邊高湯或自製牛肉高湯
- 1大匙葛粉
- 1/4杯清水
- 「加碘」海鹽與黑胡椒，用量按個人喜好

作法

1 取一只大平底鍋，倒入橄欖油以中大火加熱。

2 油熱時放入天貝，每面煎煮2~3分鐘，煎到表面呈金棕色後取出靜置備用。

3 將紅蔥與菇類放入鍋中，頻繁翻拌，炒到菇類變軟且呈金棕色，約需要5分鐘。

4 加入百里香和大蒜，繼續烹煮1分鐘，炒出香氣。

5 加入紅酒收汁，將鍋底的焦香物全部刮起來。

6 加入芥末醬，攪拌至混合均勻後加入高湯。

7 高湯微滾時，將葛粉加入水中攪打均勻，然後將葛粉液加入高湯拌勻，再加入天貝。

8 將爐火轉成小火，熬煮20~30分鐘，煮到醬汁濃稠。

9 上菜前以海鹽和胡椒調味。

香炒小扁豆泥

喜歡豆泥但最終因為凝集素不得不放棄嗎？你可以試試這道壓力鍋蒸煮的小扁豆做成的豆泥，它們與傳統豆泥使用相同的香料，也有絲滑般的質地，實際上也有益於你和你的腸友。你可以自行以壓力鍋烹煮小扁豆，或是使用 Eden 牌罐裝小扁豆。

食材｜4人份

- 3杯壓力鍋烹煮的小扁豆（可使用Eden牌罐裝小扁豆）
- 1又1/2大匙特級冷壓初榨橄欖油
- 1顆中型洋蔥，切末
- 2瓣大蒜，切末
- 1小匙孜然
- 1小匙紅椒粉
- 1小匙蒜粉
- 1小匙黑胡椒
- 1/2小匙乾燥奧勒岡
- 1/2小匙乾燥鼠尾草
- 1大匙椰子胺基酸豉油
- 1/2顆萊姆的果汁
- 芫荽，裝飾用

作法

1 將小扁豆瀝乾後拍乾。

2 取一只大平底鍋，倒入橄欖油以中大火加熱。

3 將洋蔥、大蒜、孜然、紅椒粉、蒜粉、胡椒、奧勒岡與鼠尾草放入鍋中，烹煮3~5分鐘，期間頻繁翻拌，直到洋蔥與大蒜變軟，鍋中飄出香味。

4 加入小扁豆烹煮，用湯匙或刮刀將小扁豆壓碎。

5 將小扁豆壓成滑順泥狀以後，拌入椰子胺基酸豉油與萊姆汁。

6 上桌時，撒上芫荽作為裝飾。

椰子薑味白花椰飯

這道香噴噴的炒飯適合搭配咖哩、烤海鮮，甚至烤蔬菜。它口感滑膩卻也輕盈美味，不會蓋過搭配菜餚的味道，同時能提供益菌生纖維與椰子油的酮。

食材｜4人份

- 4大匙椰子油
- 1顆小紅蔥，切末
- 1大匙薑末
- 4杯白花椰米
- 1/4小匙「加碘」海鹽
- 1杯椰奶
- 1杯不加糖椰絲
- 1顆萊姆的皮
- 1大匙椰子胺基酸豉油

作法

1 取一只大平底鍋，倒入椰子油以中大火加熱。

2 紅蔥與薑下鍋烹煮，頻繁翻拌，炒出香味。

3 加入白花椰米、海鹽、椰奶與椰絲烹煮，頻繁翻拌，將白花椰米煮軟，混合物質地滑膩。

4 上菜前以萊姆皮和椰子胺基酸豉油調味。

小扁豆綠花椰咖哩

這道質地滑膩、滋味豐富的紅扁豆咖哩與傳統印度咖哩類似，由於採用綠花椰飯，能烹調出不同於傳統風味的變化版。你可以用來搭配米飯或煮熟的小米，甚至放在烤地瓜上一起享用。

食材｜4人份

- 1/4杯椰子油
- 1顆洋蔥，切末
- 1杯綠花椰飯
- 1小匙孜然粉
- 1大匙薑黃
- 1小匙黑胡椒
- 1/2小匙紅椒粉
- 1/2小匙海鹽
- 1/2小匙芥末籽
- 2大匙咖哩粉
- 4瓣大蒜
- 3杯壓力蒸煮的紅色小扁豆（可使用Eden牌罐裝小扁豆）
- 2杯未加糖的椰奶
- 1顆檸檬的果汁

作法

1 取一只大平底鍋，倒入椰子油以中大火加熱。

2 將洋蔥、綠花椰飯、孜然、薑黃、胡椒、紅椒粉、海鹽、芥末籽與咖哩粉，放入鍋中烹煮，頻繁翻拌，將洋蔥炒軟、混合物炒香。

3 加入大蒜與小扁豆，繼續烹煮5分鐘，頻繁翻拌，避免大蒜燒焦。

4 倒入椰奶與檸檬汁之後，將爐火轉小。

5 熬煮20~30分鐘，直到混合物變得非常濃稠。

6 單獨上桌或是搭配蒟蒻飯。

我是在超市購買綠花椰飯，但你可以將綠花椰的莖放入裝設S型鋼刀的食物調理機，以瞬轉功能打成米粒大小。

烤小米佐香辣蛋

小米質地類似玉米，還富含鎂與鉀，含有豐富纖維，也不含凝集素。若想吃一道鹹香的早餐，你可以試著用烤小米搭配蘑菇與蛋，做成一道能帶給人飽足感的美味餐點。它也適合當晚餐，在我看來，用帕瑪森起司邊高湯煮出來的小米尤其美味。

食材｜2人份

- 2大匙特級冷壓初榨橄欖油
- 1顆紅蔥，切末
- 1杯生小米
- 2杯香菇高湯或帕瑪森起司邊高湯
- 1/2小匙「加碘」海鹽
- 1/2杯切碎的蘑菇
- 1大匙新鮮百里香末
- 4顆高ω3脂肪酸雞蛋
- 1小匙卡宴辣椒粉（cayenne pepper）

作法

1 取一只大平底鍋，倒入1大匙橄欖油，以中大火加熱。

2 將紅蔥與小米放入鍋中烹煮，頻繁翻拌，煮到紅蔥變半透明且小米聞起來有烤過的味道。

3 加入高湯並加熱至沸騰，再將爐火轉成小火。蓋上鍋蓋烹煮至小米變軟，約需要15~20分鐘。

4 烹煮小米時，也將剩餘的橄欖油放入一只小平底鍋內加熱。

5 將蘑菇與百里香放入鍋中烹煮，偶爾翻拌，煮到蘑菇變軟（約需要3分鐘）。

6 加入雞蛋與卡宴辣椒粉，頻繁翻炒，煮到雞蛋炒熟。

7 盛盤時將雞蛋放在小米上，小米可以是玉米粥或燕麥的替代品。

烤蘑菇朝鮮薊寬麵

這道美味菜餚的口感滑膩，帶點鹹味，富含口感像肉的蘑菇以及它們的抗癌特性、精胺與土地風味。

食材｜4-6人份

- 烹飪噴霧（Cooking spray）
- 1/4杯酪梨油
- 1顆大洋蔥，切末
- 450克菇類，切丁（可以使用波特菇、褐色蘑菇、香菇、杏鮑菇或秀珍菇）
- 450克朝鮮薊心，切大塊
- 2大匙新鮮迷迭香末
- 2大匙蒜末
- 2大匙新鮮百里香末
- 1小匙海鹽
- 1小匙黑胡椒
- 1顆檸檬的皮
- 3包蒟蒻寬麵（請按建議方式處理）*
- 2大匙木薯粉或椰子粉
- 2杯椰奶
- 1杯香菇高湯或帕瑪森起司邊高湯
- 1/2杯帕瑪森起司或營養酵母
- 1/4杯切碎的核桃

作法

1 烤箱預熱到攝氏180度。將烹飪噴霧噴在深烤盤上，靜置備用。

2 取一只大平底鍋，倒入酪梨油，以中大火加熱。將洋蔥與蘑菇放入鍋中烹煮，頻繁翻拌，煮到洋蔥變半透明、菇類變軟。

3 加入朝鮮薊心、迷迭香、大蒜、百里香、海鹽、胡椒、檸檬皮與寬麵，繼續烹煮2~3分鐘。

4 加入木薯粉，繼續烹煮1分鐘，翻拌至完全混合均勻。

5 倒入椰奶、高湯與 1/4杯起司，烹煮3~4分鐘，直到湯汁開始變稠。

6 將混合物移入準備好的烤盤中，撒上剩餘的起司與核桃。

7 放入烤箱烘烤20~30分鐘，烤到表面呈金棕色且內容物沸騰，靜置5~10分鐘後上桌。

將一鍋水燒開。以冷水將蒟蒻麵洗淨，然後將蒟蒻麵放入沸水中煮2~3分鐘，再以冷水沖洗2分鐘。將蒟蒻麵放入乾燥的鍋子裡，以中火將剩餘水分蒸乾。鍋中若發出爆裂聲請不用擔心，這是正常現象。

白花椰炒飯

這道豐盛且能帶來飽足感的菜餚，適合用於五日斷食期。有了這樣的選擇，即使你的身體認為你在斷食，你也不會感到飢餓，可以說是對各方面都是有益的。

食材｜6-8人份

- 2大匙芝麻油
- 1顆中型的黃洋蔥，切丁
- 1/4杯切末青蔥
- 1英吋大小的薑塊，去皮切末
- 2瓣大蒜，切末
- 1杯薄切菇片（任何種類皆可）
- 4根芹菜，切薄片
- 1杯綠花椰
- 100克荸薺（可使用罐裝產品），切大塊
- 4杯白花椰米
- 1大匙椰子胺基酸豉油
- 1/4小匙紅椒粉
- 1/4小匙芥末粉

作法

1. 取一只大平底鍋或炒鍋，將芝麻油倒入鍋中以中大火加熱。
2. 加入洋蔥、青蔥與薑，烹煮幾分鐘，將洋蔥炒到變半透明。
3. 加入大蒜、菇、芹菜、綠花椰與荸薺，頻繁翻拌，直到蔬菜變軟、飄出蒜香（約需要5~6分鐘）。
4. 將爐火轉成大火，加入白花椰米。烹煮3~4分鐘，頻繁翻拌以確保白花椰米不燒焦。
5. 經過1分鐘後，加入椰子胺基酸豉油、紅椒粉與芥末粉。
6. 繼續以大火烹煮，頻繁翻拌，直到白花椰米變軟，便可端上桌。

甜點

地瓜椰子布丁

這道甜點的靈感來自於以芋頭為主角的亞洲甜點，不過地瓜在雜貨店裡比較容易找到，而且本身也含有大量抗性澱粉。這道甜點並不是很甜，不過有絕佳的風味：椰子、香草與肉桂的完美融合，既能滿足口欲也有著輕盈的口感。

食材｜4人份

- 1杯西谷米
- 2杯椰奶
- 1杯未加糖的椰絲
- 1/4小匙肉桂
- 1小匙香草精
- 1/4杯赤藻糖醇粉
- 2杯去皮切丁的地瓜或芋頭

作法

1 取一只小鍋，將2杯清水燒開。加入西谷米滾10分鐘，之後鍋子離火並蓋上鍋蓋，靜置20分鐘。

2 煮西谷米的同時，以中火加熱椰奶、椰絲、肉桂、香草精與赤藻糖醇粉，期間偶爾攪拌。

3 加入地瓜，繼續煮到地瓜變軟，約需15~20分鐘，烹煮時間與地瓜塊大小有關。

4 地瓜煮軟後，將西谷米的水瀝乾，並加入椰子混合物裡繼續煮2分鐘。

5 溫熱上桌或放入冰箱冷藏，這道甜點放涼後會變成類似卡士達的質地。

藍莓味噌馬芬

味噌做成甜點非常美味，這要歸功於白味噌本身帶有輕微的甜味，能賦予甜點一種焦糖奶油的風味，非常適合搭配新鮮的時令水果與甜派風味的調味。

食材｜12個馬芬

- 1/4杯草飼奶油或椰子油
- 2大匙白味噌
- 2顆大的高ω3脂肪酸雞蛋或鮑伯紅磨坊（Bob's Red Mill）的素食代蛋粉
- 8滴香草味的液態甜菊甜味劑（或按個人喜好增加用量）
- 1杯椰奶
- 2杯去皮杏仁粉
- 1/4杯椰子粉
- 1小匙泡打粉
- 1/4小匙多香果（Allspice）
- 1/4小匙肉豆蔻
- 1/4小匙肉桂
- 1/2杯新鮮藍莓

作法

1 烤箱預熱到攝氏180度。在馬芬模裡鋪上烘焙紙備用。

2 將奶油、味噌加進攪拌機，以高速將奶油與味噌打發。每次加入1個雞蛋，攪打至混合均勻。

3 甜菊液與椰奶混合備用。

4 取另一只碗，將杏仁粉、椰子粉、泡打粉、多香果、肉豆蔻與肉桂混合均勻。

5 將一半的乾粉材料加入雞蛋混合物中，攪打至混合均勻。

6 加入一半的椰奶混合物，攪打至混合均勻。輪流加入少量濕料與乾料，至完全混合均勻。

7 使用刮刀輕輕將藍莓拌入蛋糊中，然後將混合物舀入12個馬芬模裡。

8 放入烤箱烘烤18~25分鐘，烤到刀子插進每個馬芬中央拔出來都不沾黏為止。

9 待放涼後再上桌。

墨西哥巧克力「米」布丁

我一直很喜歡墨西哥巧克力含有肉桂與辣椒的甜辣風味，因此我將這些經典的香料加入了「米」布丁裡。這款米布丁是用白花椰米製作，含有大量益菌生纖維。你絕對不會相信這道甜點裡面有白花椰，它吃起來就像是味道豐富、口感滑膩、讓人渴望的巧克力。

食材｜4人份

- 4杯白花椰米
- 2杯椰奶
- 1/2杯切丁的苦甜巧克力（總可可量至少80%以上）
- 3小匙肉桂
- 1小匙卡宴辣椒粉
- 6滴液態甜菊甜味劑
- 1/4小匙海鹽
- 1杯烤過的核桃

作法

1 取一只大平底深鍋，以中火加熱白花椰米與椰奶。

2 慢慢熬煮約5~10分鐘，期間頻繁翻拌，將白花椰煮軟。

3 加入剩餘材料，攪拌至巧克力融化且混合均勻。

4 繼續熬煮10分鐘，趁溫熱上桌，或是放入冰箱冷藏，放涼後會質地會變得比較濃稠，就如冰涼的米布丁。

紅酒燉西洋梨佐香草椰漿

西洋梨含有一些有助長壽的強效化合物與大量抗性澱粉，不過更重要的是，它們很好吃，尤其是搭配柑橘果皮、八角與紅酒烹煮時。

食材｜4人份

西洋梨製備：

- 2杯紅酒
- 2杯椰奶
- 2/3杯赤藻糖醇
- 1粒八角
- 1根肉桂
- 1顆柳橙的皮，切成大塊長條狀
- 2粒完整的丁香
- 2顆半熟的西洋梨，去皮

椰漿製備：

- 1罐椰漿，放入冰箱冷藏24小時
- 1個香草豆莢

作法

製作紅酒燉梨：

1. 取一只大鍋，倒入紅酒、椰奶、赤藻糖醇、八角、肉桂、橙皮與丁香加熱，頻繁攪拌至赤藻糖醇完全溶解，混合物微滾。
2. 放入西洋梨，蓋上鍋蓋以中小火烹煮至梨子變軟。
3. 用漏勺將西洋梨、香料與橙皮從熬煮液體中取出。
4. 將西洋梨放在一旁備用，並把香料和橙皮丟掉。
5. 將爐火轉成中大火，將熬煮液體煮到呈糖漿狀，便可離火。

製作椰漿：

1. 先將一只碗和攪拌器放入冰箱。
2. 上菜前，將冰涼的椰漿放入剛從冰箱拿出來的碗中。
3. 將香草籽刮下後加入椰漿裡，以攪拌器攪打至乾性發泡。
4. 上菜時，每份為半個西洋梨，將打發的椰漿放上去，再淋上少許濃縮的熬煮液體。

飲料

核桃肉豆蔻「歐洽塔（Horchata）」

我在西班牙旅行時，愛上了歐洽塔這種隨處可見、具有質地滑膩與甜美口感的飲料，於是我決定自己研究無凝集素的配方。我想，你絕對會同意，這個稍帶焦香味、滋味濃郁的飲料和傳統版本一樣好喝，而且對你也更好。

食材｜4杯

- 4大匙小米
- 2/3杯核桃
- 1/4小匙肉桂
- 1/2小匙肉豆蔻
- 1/2顆柳橙的皮
- 1/4杯赤藻糖醇
- 1小匙香草精

作法

1 取一只乾燥的平底鍋，以中火乾炒小米和核桃，頻繁翻拌。

2 當核桃散發出「焦香味」時，鍋子離火，靜置至室溫狀態。

3 將混合物移入香料研磨機，將混合物打成粉狀。

4 將小米混合物、肉桂、肉豆蔻與橙皮放入果汁機，將所有材料打成粉。

5 倒入2杯熱水與赤藻糖醇，打到赤藻糖醇完全溶解，然後加入2杯冷水。

6 讓混合物在室溫靜置20分鐘，再移入冰箱冷藏4小時。

7 七小時之後，拿出冰箱，並且過濾，再加入香草精攪拌，便可上桌。

綠色果昔

這款飲料非常適合在五日斷食期當做早餐，也適合在自由日飲用。若果昔太過濃稠，可以加入少許清水。你可以做好三倍的份量，放入有蓋玻璃容器進冰箱冷藏，至多可以保存三天。

食材｜1人份

- 1杯切碎的蘿蔓萵苣
- 1/2杯嫩菠菜
- 1~3枝帶莖的薄荷
- 半顆酪梨
- 4大匙現榨檸檬汁
- 3~6滴液態甜菊甜味劑，按個人喜好調整用量
- 1/4杯冰塊
- 1杯開水或過濾水

作法

將所有材料放入高速攪拌機，以高速攪打至輕盈滑順，可按個人喜好加入更多冰塊。

調味品、醬汁與底料

帕瑪森起司邊高湯

帕瑪森起司邊富含能促進長壽的精胺。它可以用來烹煮湯品與白花椰燉飯，或是用於任何需要雞高湯的食譜。

食材｜約2公升

- 1/4杯特級冷壓初榨橄欖油
- 1顆大蒜，帶皮，從中橫切
- 1顆洋蔥，切成八瓣
- 1把新鮮百里香（約 1/2杯）
- 1小把新鮮巴西利（約 1/4杯）
- 1片月桂葉
- 1大匙整粒黑胡椒
- 1顆檸檬的皮
- 1杯不甜的白酒
- 約450克帕瑪森起司邊

帕瑪森起司邊可以冷凍保存，你可以在使用新鮮帕瑪森起司時，慢慢把邊存下來備用。

作法

1 取一只大湯鍋，倒入橄欖油以中大火加熱。

2 放入大蒜（切面朝下）與洋蔥，烹煮至變成金棕色且飄出香味。

3 加入百里香與巴西利，繼續烹煮2分鐘。

4 加入月桂葉、胡椒粒、檸檬皮、白酒與帕瑪森起司，烹煮至起司邊開始變軟融化，期間頻繁翻炒。

如果你不想用白酒，可以用1顆檸檬果汁代替。

5 倒入9杯清水，將爐火轉小火，蓋上鍋蓋熬煮90分鐘。

6 打開鍋蓋繼續熬煮20分鐘。

7 過濾後可即刻使用，可冷藏至多1週，冷凍至多3個月。

香菇味噌高湯

這道滋味濃郁的日式高湯，適合那些喜歡濃烈、帶有肉味且鮮味滿盈的純素者。它非常適合搭配蒟蒻麵，也可以當作高湯，用來烹調美味暖心的湯品。

食材｜約2公升

- 1/4杯酪梨油
- 4顆紅蔥，略切
- 1顆大蒜，從中間橫切
- 10朵大香菇，切薄片
- 2條昆布
- 1/4杯椰子胺基酸豉油
- 1/4杯紅味噌或白味噌
- 1杯不甜的白酒
- 2大匙雪蓮果糖漿

作法

1 取一只大湯鍋，倒入酪梨油以中大火加熱。

2 下紅蔥、大蒜與香菇，烹煮至蔬菜變軟，期間應頻繁翻炒。

3 將爐火轉成小火。加入昆布、椰子胺基酸豉油、味噌、白酒與雪蓮果糖漿，烹煮至味噌溶解在酒中，混合物散發出香氣，期間應頻繁翻炒。

4 倒入8杯清水，蓋上鍋蓋熬煮30~40分鐘。

5 過濾後可即刻使用，可冷藏至多2週，冷凍至多3個月。

味噌巴薩米克烤肉醬

喜歡烤肉醬卻又討厭傳統品牌醬汁富含凝集素與糖分嗎？那麼這道醬汁就是為你準備的。它有著甜酸鹹平衡的口感，淋在草飼肉或烤蔬菜上風味絕佳。

食材｜2杯

- 1大匙酪梨油
- 2顆大紅蔥，切薄片
- 1/2小匙現磨黑胡椒
- 1/2小匙孜然
- 1/4杯巴薩米克醋
- 1/4杯紅味噌
- 1/4杯雪蓮果糖漿
- 1/4杯椰子胺基酸豉油
- 1杯帕瑪森起司邊高湯
- 1/2杯蘋果醋

作法

1 取一只平底深鍋，倒入酪梨油以中大火加熱。

2 下紅蔥、胡椒與孜然，烹煮至紅蔥變軟且焦糖化，期間應頻繁翻炒。

3 將爐火轉成小火，倒入巴薩米克醋、味噌、雪蓮果糖漿與椰子胺基酸豉油，烹煮至混合物變稠。

4 倒入高湯與蘋果醋，烹煮至稍微變稠，期間應頻繁攪拌。

5 過濾至玻璃瓶中，放涼後進冰箱保存至多1週，或冷凍保存至多1個月。

使用時，於烹煮前刷在野生鮭魚或放養家禽、家畜的肉上。你也可以用這款醬汁醃漬蔬菜。

味噌芝麻醬

這款醬汁的口感有點滑膩，有著令人難以置信的豐富滋味。它適合搭配綠色蔬菜，可以淋在蛋或酪梨上，甚至搭配烤蔬菜，也可以是非常棒的醃魚醬。

食材｜1杯

- 1/2杯白味噌醬
- 1/3杯加1大匙清水
- 1/4杯雪蓮果糖漿
- 3大匙米酒醋
- 2小匙椰子胺基酸豉油
- 3大匙芝麻油
- 1/4杯青蔥末
- 1瓣大蒜，切末

作法

1 取一只碗，將味噌和清水混合並攪打均勻。

2 倒入雪蓮果糖漿、醋與椰子胺基酸豉油，繼續打到滑順均勻。

3 一邊攪打，一邊慢慢滴入芝麻油，使之乳化。

4 拌入青蔥與大蒜，然後淋在你最喜歡的沙拉上，或是放入冰箱冷藏儲存至多2週。

5 使用時，應先恢復室溫並搖晃均勻。

羅勒小扁豆醬

雖然吃起來不太像肉醬，不過這款可以當成抹醬或沾醬的小扁豆醬有著非常豐富的滋味，這是因為鹹香的味噌混合了新鮮羅勒的緣故。這裡是用做比利時苦苣的沾醬，可是它也非常適合生綠花椰或蘆筍，讓你攝取更多纖維。

食材｜2杯

- 2大匙特級冷壓初榨橄欖油，另準備額外的量供澆淋使用
- 1顆黃洋蔥，切末
- 1大匙新鮮百里香
- 1小匙現磨黑胡椒
- 1杯烤過的核桃
- 3大匙紅味噌
- 1又1/2杯新鮮羅勒葉
- 1/4杯刨絲的帕瑪森起司或營養酵母
- 2頭大蒜
- 1又1/2杯壓力蒸煮的小扁豆（最好是綠色小扁豆）
- 1大匙椰子胺基酸豉油
- 清水或帕瑪森起司邊高湯，用量按需求調整
- 適量的比利時苦苣

作法

1 取一只小平底鍋，倒入橄欖油以中大火加熱。

2 下洋蔥、百里香與胡椒，烹煮至洋蔥變軟且轉半透明，便可離火靜置放涼。

3 洋蔥混合物放涼時，也將核桃、味噌與羅勒食物調理機內，以瞬轉功能攪打。

4 加入帕瑪森起司、大蒜、小扁豆與椰子胺基酸豉油，打成滑順泥狀。

5 若有必要，可以每次加入1小匙清水或高湯，直到混合物滑順呈絲綢狀。

6 搭配比利時苦苣上桌，食用。

後記

關於長壽悖論，我們可以將它歸結為：「人終究會死，不過你可以組織起適當的團隊，讓自己自在地越活越年輕。」更準確地說，組織一個擁有數兆居民的村莊，這些居民只有一個共同目標，就是保護它們美麗的家園。你的團隊還應該包括：你摯愛的家人、朋友和動物，它們都能提供你情感與社會支持，鼓勵你一輩子保持活躍。

然而，我們也不要忘了，你對於生活品質的態度也非常重要。我在許多有幸認識的「超級老年人」身上觀察到的一個特點，就是我喜歡稱為「悲觀的樂觀態度」。舉例來說，就是遇到無可避免的壞事時，聳聳肩面對接受；遇到好事時，歡欣以待；這是一種能增加生活樂趣的能力。

就讓我拿在我撰寫本書時，已有一〇二歲高齡的露比為例。我至少認識露比十年了。當我認識她時，這位身材矮小的女性，由於類風濕性關節炎的緣故，手腳嚴重扭曲變形，以至於我對她的第一個問題是，走路不會很疼嗎？她的回答是我能預期從這些優秀老師身上得到的答案：「當然會痛啊，不過我又不能怎麼辦，所以為什麼要去注意它呢？」她聳聳肩，同時又笑了笑。在她眼中，我看到了強烈的生命火花，遮掩了她真正的年齡。她九十多歲，還在教椅子瑜伽！她有一群關係密切的朋友。我開始期待與露比的每次會面，這不只是因為在她身邊總是讓人感到開心，也因為我總是能從她身上學到一些東西。

年復一年，我總試著建議她，讓我們改變一點飲食習慣，幫助治療類風濕性關節炎，不過，她總是沒什麼興趣。在一百歲生日過後不久，她發現胸部有一個惡性腫瘤，必須進行切除。我們在手術後碰了面，我問她，既然已經一百歲又發現癌症，現在有什麼打算？又一次，她的回答並不會令我感到驚訝。她想要活到看著她的曾孫從高中畢業，不會讓癌症之類的小事情妨礙到她。我問她，那麼是不是該試試我之前建議的飲食改變？她終於說：「好，讓我們試試看。」

當露比在一〇一歲生日複診走進門時，我馬上被她手的外觀給嚇到了。原本嚴重變形的指關節，全都明顯變小了，而且手指、腳趾也都明顯變直了。我很快地看了她的血檢報告，她體內的類風濕關節炎活性生物指標RF與抗環瓜胺酸抗體（anti-CCP3），在過去一直都很高，現在都恢復正常水平，就好像陰性一樣。我興奮地讓她看了血檢報告，並指著她那雙放鬆的手告訴她，她在飲食上做的努力已經獲得回報。她說：「是的，我有注意到我的手，不過有件事我有點意見。」然後她讓手和手指朝下，結果六個戒指從她手上掉了下來，砸在磁磚上叮噹作響。「我得把戒指拿去改小！」這就是悲觀的樂觀態度在作祟。

露比返老還童的狀況就在我眼前發生；現年一〇二歲的她，變得越來越年輕。我希望這也能發生在你身上。透過營養、生活方式選擇、具有支持性的社群，以及一種以幽默和謙遜，來接受負面、尋找正面的心態。結合上述，我們在有生之年，就能享受一個充滿活力的生活。

當然，露比終有一天會離開人世，就跟你我一樣。不過，直到那一天到來臨前，我個人打算繼續維護那股讓她年復一年點燃生日蠟燭的活力。或者就如傑森・瑪耶茲（Jason Mraz）所言：「希望你一天活得比一天好。」親愛的讀者，讓我們一起越活越年輕！

謝詞

要好好活到老年需要許多同伴，同樣地，這本書能夠到你的手中，也需要許多能人的協助。感謝我的合著者喬蒂．利佩爾（Jodi Lipper），謝謝她將我冗長乏味的寫作風格，化作通俗易懂、更加清晰的文字。食譜開發人員凱瑟琳．霍爾茲豪爾（Kathryn Holzhauer），她再一次為我們提供了創意十足且風味絕佳的無凝集素食譜，也謝謝伊琳娜．斯科耶里斯（Irina Skoeries）提供了五日純素斷食模擬期的飲食方案。

HarperWave出版社的團隊再次創下紀錄，毫無窒礙且飛速地完成這項出版工作。感謝現已成為我長期合作夥伴的出版商凱倫．里納爾迪（Karen Rinaldi）；感謝行銷總監布萊恩．佩林（Brian Perrin）；也謝謝宣傳總監葉琳娜．內斯比特（Yelena Nesbit）。我也要謝謝米蘭．波奇克（Milan Bozic）為這本書設計了漂亮的封面，也謝謝哈蕾．史旺森（Haley Swanson）與妮琪．巴爾道夫（Nikki Baldauf）完美地處理了所有製作細節。當然，我也要感謝我親愛的編輯茱莉．威爾（Julie Will），她鞭策我，也讓《植物的逆襲》成為暢銷書，改變了許多人的生活，自此以後的每一本書更是倚賴她精準的編輯眼光（與不加掩飾的誠實）。

這裡也要感謝我的長期代理與早期信徒，杜普雷米樂公司（Dupree Miller）總裁香儂．馬文（Shannon Marven）；我的律師也是長久以來的好友與支持者戴維．巴倫（Dave Baron）與他的合夥人伊尼．吉迪米克（Ini Ghidirmic）；還有我的會計師喬伊斯．奧穆拉（Joyce

Ohmura），他的統籌能力讓他能將這些不同的實體，整合成一件美麗的成品。

正如我在《植物的逆襲》所言，我無法一一感謝GundryMD的五百多位員工，他們的努力讓我和GundryMD.com成為數百萬人健康與膳食補充劑建議的可靠來源。不過，我在這裡要特別感謝蘭妮．李．尼爾（Lanee Lee Neil），在過去這一年每日（包括週末）都兢兢業業地管理著自己和我的品牌。蘭妮，沒有你我絕對做不到這個程度！同樣地，蘿倫．紐豪斯（Lauren Newhouse）與她的公關團隊，包括：斯坦頓公司（Stanton Company）的蕾貝卡．雷因博爾德（Rebecca Reinbold）與潔西卡．霍夫曼（Jessica Hofmann），能夠讓我和GundryMD每天都是眾人的焦點。謝謝大家。

說到不可或缺的幫手，我衷心感謝我在加州棕櫚泉與聖塔芭芭拉國際心肺學會（International Heart and Lung Institute）與康復醫學中心（Centers for Restorative Medicine）的全體工作人員。在《植物的逆襲》問世之前你們就已經夠忙了，結果你們竟然肩負起並完成了如此困難的任務。由蘇珊．洛肯（Susan Lokken）領導的艾妲．哈里斯（Adda Harris）醫療團隊；塔妮亞．馬塔（Tanya Marta），獨自維持辦公室財務運轉的辛蒂．克羅斯比（Cindy Crosby）；唐娜．菲茲傑拉德（Donna Fitzgerald）；我的女兒梅麗莎．珀科（Melissa Perko）；蘿莉．阿庫納（Laurie Acuna）與琳恩．維斯克（Lynn Visk）領導的「吸血者」；以及我的醫生助理，神奇的美津．基利昂-雅可波（Mitsu Killion-Jacobo）？你控制混亂的能力，是你忠於讓病人活得更好的宗旨的真實證明。

講到控制混亂，我真正的靠山是我的太太潘妮，她和我家的三隻狗永遠不會讓我忘記，每天太陽升起時，我只是個遛狗的人，如果我做好這件事，當天剩餘的時間也會過得很好。

最後，如果沒有我的患者和你們這群寶貴的讀者，這一切都是不可能的。謝謝你們，當我和我的團隊試著充分利用我們的集體知識與健康時，能夠給予我們信任。

國家圖書館出版品預行編目 (CIP) 資料

長壽的悖論：如何活得長壽健康又不老？/ 史提芬 . 剛德里 (Steven Gundry) 作 . -- 初版 . -- 新北市：文經社，2019.12
面；　公分 . -- (Health；20)

譯自：The longevity paradox : how to die young at a ripe old age

ISBN 978-957-663-782-7(平裝)

1. 長生法 2. 營養 3. 健康飲食

411.18　　108018655

文經社

H020

長壽的悖論：如何活得長壽健康又不老？

The Longevity Paradox：How to Die Young at a Ripe Old Age

原　　著 — 史提芬・剛德里（Steven Gundry M.D.）
責任編輯 — 謝昭儀
校　　對 — 謝昭儀
封面設計 — 詹詠溱
版面設計 — 洸譜創意設計股份有限公司
出 版 社 — 文經出版社有限公司
地　　址 — 241 新北市三重區光復一段 61 巷 27 號 11 樓（鴻運大樓）
電　　話 — (02)2278-3158　(02)2278-3338
傳　　真 — (02)2278-3168
E - mail — cosmax27@ms76.hinet.net

印　　刷 — 永光彩色印刷股份有限公司
法律顧問 — 鄭玉燦律師

發 行 日 — 2019 年 12 月初版　第一刷
　　　　　2020 年 10 月　　第二刷
定　　價 — 新台幣 420 元

Printed in Taiwan